低糖質レシピ

やせる お弁当

落合貴子

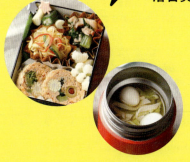

CONTENTS

「やせるお弁当」のいいところ — 6
おかずの組み合わせ方 — 8
おすすめの低糖質食材 — 12
小分け冷凍の手順 — 16
おいしい解凍法 — 18

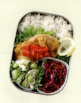

まずはメニュー通りにチャレンジ!
3週間トライアル

1週目 ウォーミングアップの1週間 — 20
月曜日／火曜日／水曜日／木曜日／金曜日

【1週目作りおきレシピ】

主菜1	ビーフチーズハンバーグ — 30	
主菜2	あじのロール焼き — 32	
主菜3	かじきまぐろの中華炒め — 34	
副菜1	糖質オフの簡単ラタトゥイユ — 36	
副菜2	カリフラワーのサブジ — 37	
副菜3	大豆もやしのコチュジャン和え — 38	
副菜4	ほうれん草の海苔チーズ巻きポン酢 — 39	
副菜5	おからのクミンポテサラ風 — 40	
副菜6	オクラときゅうり、ひじきの梅マヨ和え — 41	

2週目 ちょっとがんばりたいときの1週間 — 42
月曜日／火曜日／水曜日／木曜日／金曜日

【2週目作りおきレシピ】

- 主菜1 さんまの黒酢しょうが和え — 52
- 主菜2 ぶり大根 — 54
- 主菜3 チキンローフ — 56
- 副菜1 エリンギとチンゲン菜のツナオイスター和え — 58
- 副菜2 かぶと桜えびの中華和え — 59
- 副菜3 クーブイリチー — 60
- 副菜4 大豆もやしときゅうりのカレー和え — 61
- 副菜5 アスパラとかぶの玉ねぎサラダ — 62
- 副菜6 セロリのゆずこしょう炒め — 63

3週目 追い込みたいときの1週間 — 64

月曜日/火曜日/水曜日/木曜日/金曜日

【3週目作りおきレシピ】

主菜1 ねぎダレ油淋鶏(ユーリンチー) — 74
主菜2 豚のみそ酒粕焼き — 76
主菜3 ミラノ風カツレツ — 78
副菜1 あさりの卯の花 — 80
副菜2 チンゲン菜と卵の塩炒め — 81
副菜3 干し大根のソムタム風 — 82
副菜4 きぬさやとれんこんのごまきんぴら — 83
副菜5 アボカドと緑の野菜のタルタル — 84
副菜6 赤キャベツとビーツのコールスロー — 85

野菜でご飯をかさ増しアレンジ — 86

気分に合わせて選べる 食材別 主菜レシピ

鶏肉 1 レモンチキングリル — 88 /2 チキンロールサラダ — 88 /3 手羽中の黒酢山椒 — 92 /4 鶏と干ししいたけの梅煮 — 92

豚肉 5 ゆで豚のめかぶポン酢 — 96 /6 豚肉のチーズピカタ — 97 /7 ポークソテーのカラフル野菜ソース — 100 /8 青椒肉絲(チンジャオロース) — 101

牛肉 9 牛肉とごぼうのバルサミコしょうゆ煮 — 104 /10 牛肉とセロリの塩炒め — 104 /11 ガリバタサイコロステーキ — 108 /12 電子レンジローストビーフ — 108

ひき肉 13 ベトナム風肉団子 — 112 /14 チキンナゲット — 113 /15 ハーブサルシッチャ — 116 /16 いんげんの豚肉ボール — 117

鮭 17 鮭バーグ — 120 /18 酒粕鮭のいこみ焼き — 120 /19 ゆで鮭とまいたけのコチュジャン和え — 124 /20 鮭とキャベツのクリームチーズ蒸し — 124

えび 21 タンドリーシュリンプ — 128 /22 えびのおからフライ — 128 /23 殻つきえびのチリ炒め — 132 /24 えびのおいなり煮 — 133

卵 25 基本の卵焼き — 136 /26 野菜たっぷりキッシュ — 137 /27 和風オムレツ — 138 /28 もずくのチヂミ風 — 139

おいしく冷凍する調理のコツ①― 140

組み合わせ自由 食材別 副菜レシピ

きゅうり　1 きゅうりのパセリサラダ― 142 ／ 2 きゅうりとセロリの中華和え― 143

なす　3 焼きなすの梅肉和え― 144 ／ 4 なすといんげんの焼き浸し― 145

ブロッコリー　5 ブロッコリーと里いものみそマヨ和え― 146 ／ 6 ブロッコリーとアーモンドのマーラー炒め― 147

パプリカ　7 パプリカとズッキーニのマリネ― 148 ／ 8 パプリカのごま和え― 149

白菜　9 めかぶ入りラーパーツァイ（白菜の甘酢）― 150 ／ 10 白菜のロールウインナー― 151

大根　11 大根のひき肉炒め― 152 ／ 12 大根とじゃこのクミン炒め― 153

青菜　13 ほうれん草とくるみの白和え― 154 ／ 14 小松菜とベビーほたてのバターしょうゆ焼き― 154

きのこ　15 きのこサラダ― 155 ／ 16 きのこの香味ソース和え― 155

海藻　17 ひじき明太― 160 ／ 18 昆布とたけのこ、大豆の当座煮― 161

大豆加工品　19 炒り豆腐― 162 ／ 20 厚揚げけんちん炒め― 163

ご飯のお供　21 カリカリベーコンのキャベツ炒め― 165 ／ 22 ひじきと春菊の梅炒め― 165 ／ 23 小松菜と桜えびの煮浸し― 166 ／ 24 かぶの葉とカリカリじゃこ炒め― 167

おいしく冷凍する調理のコツ②― 168

主食代わりになる サラダレシピ

がんばりたいときに
ボリュームサラダを味方につける！― 170

1 春菊とひじき、大豆のサラダ― 172

2 アボカドと押し麦、豆のサラダ― 173

3 カリフラワーときのこ、ゆで卵のサラダ― 174

4 ルッコラとマッシュルームのサラダ― 175

満足度アップのドレッシング ― 176
ヨーグルトカレー／メキシカンスパイス／和風わさび／バーニャカウダ風

あると便利な冷凍野菜 ― 178

具だくさんで食べごたえあり
お手軽スープレシピ

3ステップで完成！ ― 182
1 カリフラワーの カレースープ ― 183
2 かきたま酸辣湯(サンラータン) ― 184
3 キャベツとハムとうずらの卵のスープ ― 185
4 ベビーほたての ミルクスープ ― 186
5 厚揚げけんちん汁 ― 187

すき間おかず ― 188
台湾風味の野菜スティック／ラディッシュの昆布茶レモン／
浸し豆／みょうがの甘酢漬け

本書の使い方

〈糖質量について〉

● レシピに表示している糖質量は1食分です。「炭水化物ー食物繊維」で算出した量です。

● お弁当の糖質量には、主菜1、副菜2のほか、ご飯とすき間食材分も加算しています。

〈レシピについて〉

● 計量単位は、1カップ＝200㎖、大さじ1＝15㎖、小さじ1＝5㎖、1㎖＝1ccです。

● しょうゆは「濃口しょうゆ」、塩は「粗塩」、だし汁は「和風だし」です。

● レシピ上、野菜を洗う、皮をむくなどの通常の下ごしらえは省略しています。特に表示のない限り、その作業をしてから調理に入ってください。

● 電子レンジの加熱は600Wを基準にしています。500Wの場合は時間を1.2倍、700Wの場合は時間を0.8倍を目安に加熱してください。機種によって異なる場合があります。

● 火加減や加熱時間は様子を見ながら調整してください。

〈保存、解凍について〉

● 保存期間はあくまで目安です。保存状態や環境によって異なります。

● 電子レンジによる解凍の加熱時間は1食分の目安です。まとめて解凍する場合や保存する際のサイズによっても異なりますので、様子を見ながら加減してください。

「やせるお弁当」の

太るメカニズム

炭水化物（糖質）を大量に摂取
▼
血液中にブドウ糖が増える
▼
血糖値が急上昇
▼
すい臓がインスリンを大量に分泌
▼
肝臓や筋肉にブドウ糖が取り込まれる
▼
血液中にブドウ糖が過剰に残る
▼
余分なブドウ糖が中性脂肪に変わり、
脂肪細胞に溜め込まれる

太る！

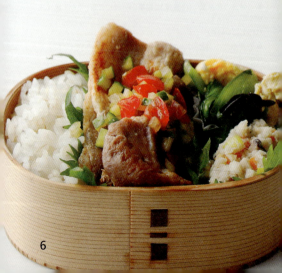

いいところ

1 低糖質食材の ボリュームおかずで 大満足!

正しい糖質制限とは、糖質を多く含む主食を減らし、その分おかずをバランスよくしっかり食べること。やせるお弁当では、肉、魚、卵、大豆製品などのたんぱく質食材と野菜、良質な油を使ったボリュームおかずを3品盛り込んでいます。

2 ゆる〜い 糖質制限で ストレスフリー

どんなダイエットもストイックになり過ぎると長続きせず、リバウンドの原因に。本書ではゆるやかに糖質を抑えて習慣にすることを目指します。一般的な糖質オフと大きく違うのは、ご飯もOKという点。分量は減らしますがストレスは軽減されます。

3 小分け冷凍で 朝は詰めるだけ!

本書では毎日のお弁当作りがラクになる、小分け冷凍の作りおきを紹介します。味をつけて最後まで調理したおかずを、1食分ずつ小分けにして冷凍庫へ。これなら、朝はお弁当箱に詰めるだけ。手間なくおいしく続けられます。

おかずの
組み合わせ方

基本のおかず　　たんぱく質の主菜1品

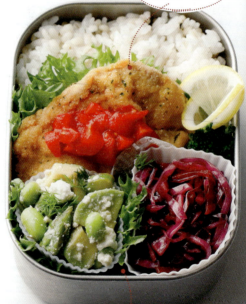

野菜や海藻などの副菜2品

主菜 …… 低糖質で良質なたんぱく質を効率よく摂取できる肉や魚、卵のおかずを主役に1品。ご飯が少ない分、通常の1.5倍量にしてガッツリ。

副菜 …… 野菜や海藻を中心に、ビタミンやミネラルなどの栄養をバランスよくとれるおかずを2品。1品に2〜3種類の食材を使って栄養価を高める。

主食 …… 通常150〜180gの白いご飯を、100gのもち麦、または雑穀の混ぜご飯に。この「ご飯少なめ」がやせるお弁当のポイント!

すき間おかず … お弁当箱の形や大きさに合わせて生の葉野菜やゆで野菜、常備菜をプラス。糖質が気になるにんじんやかぼちゃ、さつまいもなどは避けるのがお約束。

ご飯は雑穀などを混ぜて
100gを目安に

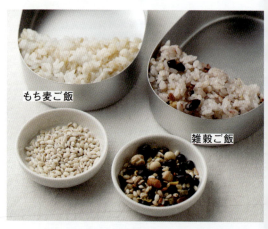

もち麦ご飯

雑穀ご飯

白いご飯1食150gの糖質量は55.2g。これをもち麦か雑穀を混ぜて100gに減らせば、糖質量も大幅にダウン。もち麦は糖や脂肪の吸収を抑え、雑穀は食物繊維やミネラルなどが豊富でいいことづくめ。

もち麦ご飯の炊き方

おすすめは白米2合（300g）にもち麦を150g。この配合で糖質量は1食分37g。研いだ白米ともち麦を炊飯ジャーの内釜に入れ、3合の目盛りまで水を注いで軽くかき混ぜ、普通に炊く。炊き上がりは3合くらいに。

雑穀ご飯の炊き方

白米2合に好みの雑穀1包30g。この配合で糖質量は1食分35g。もち麦と同様にして2合の目盛りまで水を注いで軽くかき混ぜ、普通に炊飯。

ご飯の代わりに
サラダとスープを!

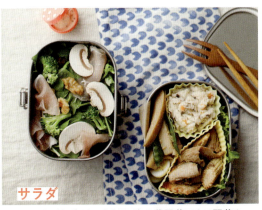

サラダ
ちょっとがんばりたいときは、生の葉野菜にゆで野菜や豆、海藻などをトッピングした、食べごたえのあるサラダをご飯の代わりにおかずに添えて糖質をカット。

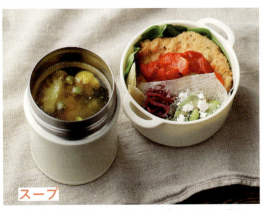

スープ
サラダでは物足りない人には、スープがおすすめ。具だくさんのあったかスープは腹持ちがよく、代謝もアップ。だし汁を注ぐだけなら忙しい朝にも◎。

おすすめの
低糖質食材

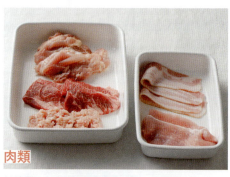

肉類

低糖質でたんぱく質が豊富な肉は、主菜でたっぷりとりたい食材。肉の種類や部位によって脂質やカロリーは変わるけど糖質量はほぼ同じなので、気分に合わせて選んでOK。鶏皮や脂身も問題なし。

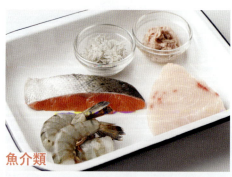

魚介類

肉と同じく、魚介類は糖質が少ない食材。たんぱく質のほか、カルシウムやミネラル、美容成分が含まれ、青魚には血流を促す成分も。練り物以外の味つけしていない加工品も上手に取り入れて。

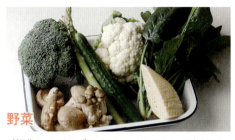

野菜

ご飯代わりになるブロッコリー、カリフラワーはもちろん、低糖質な緑黄色野菜を中心に摂取。きのこ類は食物繊維が豊富で満腹感も得られるので積極的に活用。

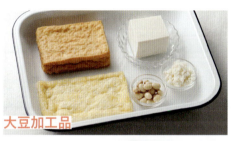

大豆加工品

良質なたんぱく質のほか、必須脂肪酸のリノール酸や大豆イソフラボン、大豆レシチンなど機能性成分が豊富。豆腐、厚揚げ、おからなどの加工品が使いやすい。

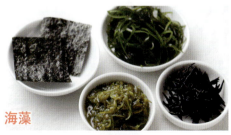

海藻

ワカメやめかぶ、もずくは糖質ゼロ。ひじきも100g中、糖質量は0.4g。すべての海藻が低糖質で、糖質の吸収をゆるやかにする食物繊維が豊富。

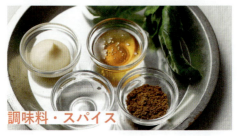

調味料・スパイス

甘い調味料は控え、ハーブやスパイスを隠し味に。糖質制限でマヨネーズは優秀食品。甘みが欲しいときは少量のはちみつを。酒は糖質ゼロの焼酎を。

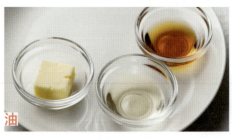

油

良質な油脂は体脂肪の燃焼を加速させるので油は必須。本書ではオレイン酸を豊富に含むオリーブ油と菜種油を基本に、ごま油とバターを使い分け。

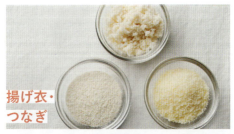

揚げ衣・つなぎ

小麦粉やパン粉、片栗粉は糖質オフの天敵。代わりに生のおからやおからパウダー、粉チーズを使用。仕上がりはほぼ同じながら栄養価はアップ。

要注意&NG食材

糖質の高い野菜

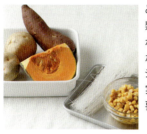

とうもろこしや根菜類、特にいも類やかぼちゃなどは避けた方がベター。ヘルシーな印象の春雨は実は高糖質なので要注意。

糖質の高い調味料

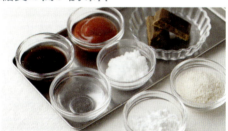

上白糖や料理酒のほか、片栗粉や小麦粉は高糖質。ケチャップやウスターソース、カレールウなど市販のソースやたれもNG。

分量少なめで

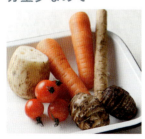

根菜の中でやや糖質が低めのにんじんやれんこん、ごぼう、里いもなどは、少量加えるくらいなら問題なし。プチトマトも1個添える程度に。

小分け冷凍の手順

冷まして仕分け容器に詰める

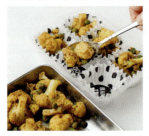

温かいまま容器に入れてふたをすると霜や冷凍焼けの原因になるので、しっかり冷ましてから冷凍庫へ入れること。

横で冷凍してから縦に

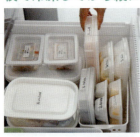

凍る前に傾けるとおかず同士がくっついたり汁もれの原因に。まず横に平らに置いて凍らせてから縦にするのが安心。

そのまま・または解凍して詰める

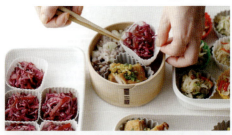

使う分だけささっとレンチン解凍。野菜のおかずは自然解凍OKで、凍ったままお弁当に詰めても。

仕分けできる容器を活用

離乳食用小分けトレー

ふたつきで密閉でき、立てて収納も可能な仕切りトレー。主菜には1マス80mlと50ml、副菜は50mlと30mlがおすすめ。

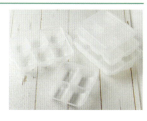

スティックタイプの製氷皿

細長いおかずを小分けするのに便利。100円ショップでも購入できるので、ふたつきのものを選んで。

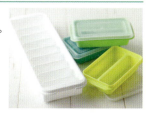

冷凍対応の保存容器

おかず用カップを組み合わせれば、仕切りがない保存容器でもOK。ホーローやステンレスの浅いものが◎。

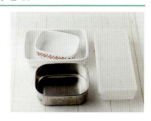

お弁当用おかずカップ

レンチンできる耐熱性のシリコン製や紙製のもので、主菜は9号と8号(L)、副菜は6号(M)を中心に使用。

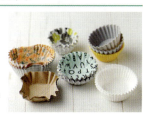

おいしい解凍法

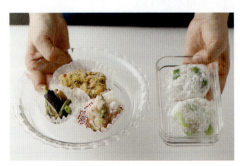

ご飯とおかずは分けてレンチン！

ご飯とおかずをまとめて入れると加熱ムラができるので、分けて解凍する方がスムーズ。全体が温まる程度に加熱すればOK。

> **レンチンの目安（1食分）**
>
> ご飯：2分30秒〜3分
>
> おかず3品：ラップをふんわりかけ、2分〜様子を見て（揚げ物はラップなしでOK）。

油脂が多い食材は解凍必須

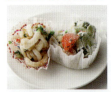

肉や魚のおかず、揚げ物などは傷みやすいので、レンジで解凍してから詰めるのが安心。

野菜、海藻などは自然解凍OK

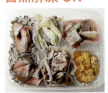

野菜や海藻の副菜は凍ったままお弁当に詰めてもOK。夏場なら保冷剤代わりにも。

まずはメニュー通りに
チャレンジ!

3週間
トライアル

1週目

ウォーミングアップの1週間

ご飯をもち麦と雑穀の混ぜご飯に切り替えてきっちり100g。まずはご飯少なめのお弁当に体を慣らすことからはじめましょう。

作りおきメニュー

- 主菜 ビーフチーズハンバーグ（P.30）／あじのロール焼き（P.32）／かじきまぐろの中華炒め（P.34）
- 副菜 糖質オフの簡単ラタトゥイユ（P.36）／カリフラワーのサブジ（P.37）／大豆もやしのコチュジャン和え（P.38）／ほうれん草の海苔チーズ巻きポン酢（P.39）／おからのクミンポテサラ風（P.40）／オクラときゅうり、ひじきの梅マヨ和え（P.41）

月曜日

チーズをのせたハンバーグをメインに、食べごたえのあるカリフラワー、大豆入りのラタトゥイユと、ボリューミーなおかずで大満足。

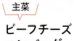

主菜
ビーフチーズハンバーグ

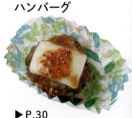

▶P.30

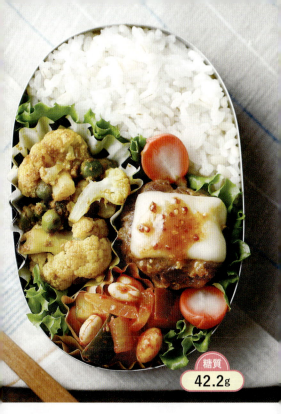

糖質 **42.2g**

副菜

**糖質オフの
簡単ラタトゥイユ**

▶P.36

副菜

**カリフラワーの
サブジ**

▶P.37

その他のメニュー
もち麦ご飯（P.10）100g ／ラディッシュの昆布茶
レモン（P.189）1個／レタス（生）適量

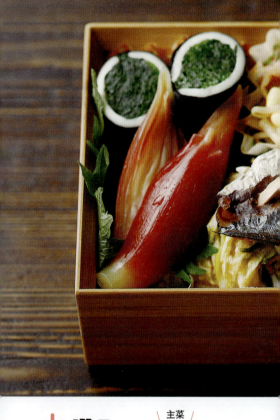

火曜日

魚メインに、栄養価の高い野菜をたっぷり詰め込んだ和風弁当。主菜のあじと副菜の大豆もやしとチーズでたんぱく質もしっかり。

主菜
あじのロール焼き

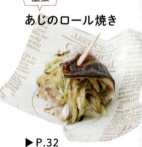

▶P.32

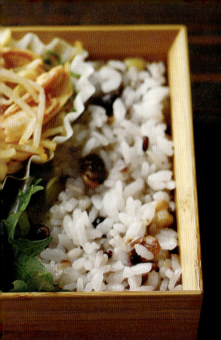

糖質
39.1g

副菜

大豆もやしの
コチュジャン和え

▶P.38

副菜

ほうれん草の
海苔チーズ巻き
ポン酢

▶P.39

その他のメニュー
雑穀ご飯(P.10) 100g／みょうがの甘酢漬け(P.191)
1個分／大葉（生）2枚

水曜日

スタートから3日目、週の中日は、中華味をメインに気分を変えて。低糖質なおからを使えば、ポテサラ風もおいしく食べられます。

主菜
かじきまぐろの中華炒め

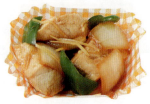

▶ P.34

副菜
おからの クミンポテサラ風

▶ P.40

副菜
オクラときゅうり、 ひじきの梅マヨ和え

▶ P.41

その他のメニュー
もち麦ご飯（P.10）100g／レタス（生）適量

糖質
40.7g

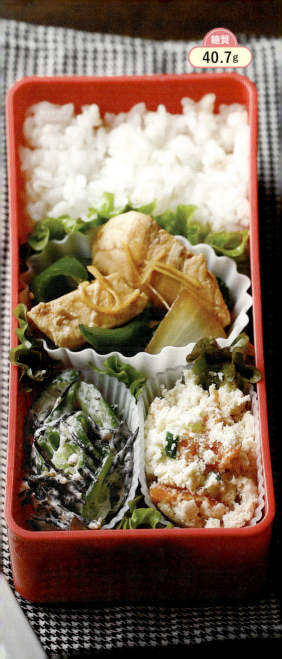

木曜日

少し物足りなさを感じてくる4日目。ボリューミーなハンバーグをメインに満足感を得られる献立に。ゆで野菜を添えるのもあり。

〈主菜〉
ビーフチーズハンバーグ

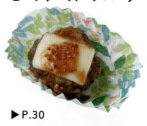

▶P.30

〈副菜〉
大豆もやしのコチュジャン和え

▶P.38

〈副菜〉
ほうれん草の海苔チーズ巻きポン酢

▶P.39

その他のメニュー
雑穀ご飯（P.10）100g／ゆでヤングコーン（P.179）1本分／ゆでブロッコリー（P.178）2房

糖質 **36.2g**

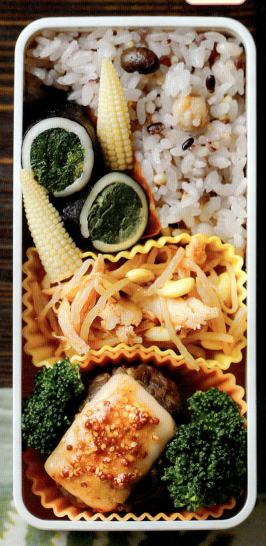

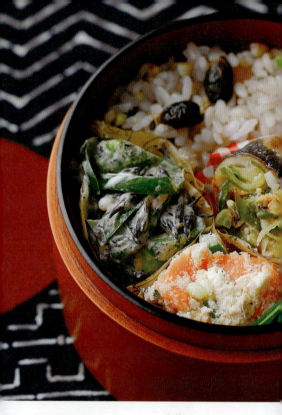

金曜日

1週目の最終日。休日は自宅で好きなものを手作りできるので、魚と野菜をしっかりとれる献立にして、週末につなげるお弁当に。

主菜
あじのロール焼き

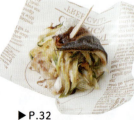

▶P.32

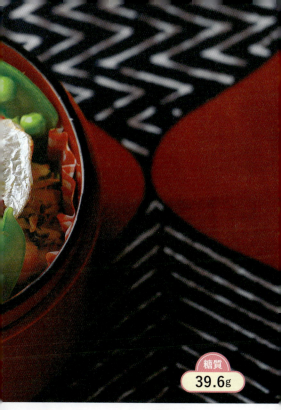

糖質
39.6g

副菜

おからの
クミンポテサラ風

▶P.40

副菜

オクラときゅうり、
ひじきの梅マヨ和え

▶P.41

その他のメニュー
雑穀ご飯（P.10）100g ／ゆでスナップエンドウ
（P.179）1個

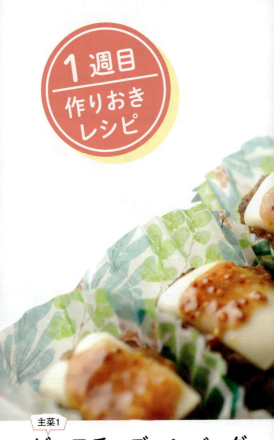

1週目 作りおきレシピ

主菜1

ビーフチーズハンバーグ

\解凍/
電子レンジ
40～50秒
自然解凍
×

材料（6食分）

牛こま切れ肉……350g
はちみつ……小さじ1
塩……小さじ1/2
スライスチーズ……1枚
菜種油……大さじ1/2
Ⓐ しょうゆ……小さじ1
　 粒マスタード……小さじ1

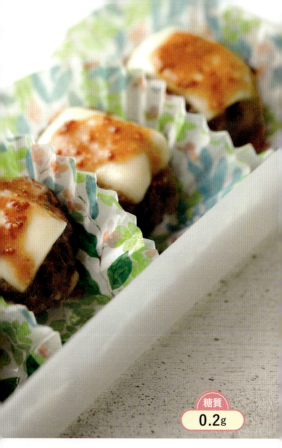

糖質 0.2g

作り方

1. ボウルに牛肉とはちみつ、塩を加えてよく混ぜ、6等分にして小判形に整える。
2. フライパンに菜種油を弱めの中火で熱し、1を並べて焼く。2〜3分焼いたら裏返し、ふたをして2分ほど蒸し焼きにする。
3. ハンバーグを容器に取り出し、6等分に切ったチーズをのせる。
4. 3の残った肉汁にAを加えて弱火にかけ、ひと煮立ちしたらハンバーグにかける。

主菜2
あじのロール焼き

\解凍/
電子レンジ
40〜50秒
自然解凍
×

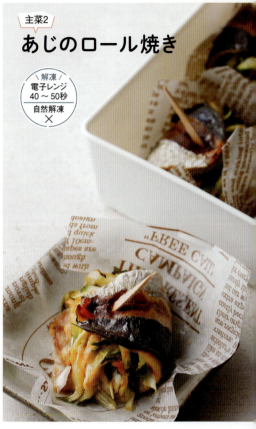

材料（6食分）

あじ（3枚おろし）……3尾分（6枚）
ねぎ……10cm
きゅうり……1本
Ⓐ ┌ みそ……大さじ2
　│ みりん……大さじ1/2
　│ 白すりごま……大さじ3
　└ ごま油……少々

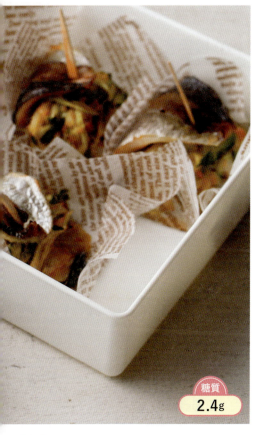

糖質 2.4g

作り方

1. あじはペーパータオルで水けをふき取る。ねぎは縦半分に切ってから斜め薄切り、きゅうりは3cm長さのせん切りにして塩少々（分量外）を振り、3分ほどおいて水けを絞る。
2. ボウルに🅐を混ぜ合わせて1のねぎときゅうりを加え、よく和える。
3. あじを皮目を下にして置き、2を1/6量ずつのせて包み、つま楊枝でとめる。表面にごま油（分量外）を塗り、トースターで10〜15分焼く。

主菜3

かじきまぐろの中華炒め

\解凍/
電子レンジ
40～50秒
自然解凍
×

糖質
2.0g

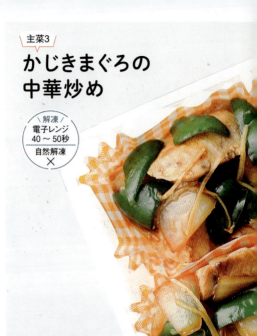

材料（6食分）

かじきまぐろ（切り身）……3枚（約300g）
玉ねぎ……1/3個
ピーマン……2個
しょうが……1かけ
菜種油……大さじ1/2
A | オイスターソース……大さじ1
  | しょうゆ……大さじ1

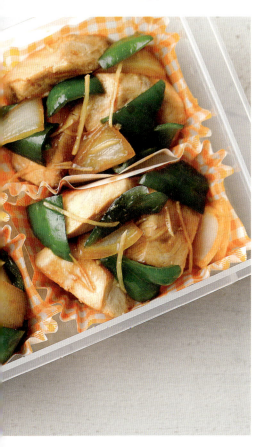

作り方

1. かじきまぐろはペーパータオルで水けをふき、一口大の削ぎ切りにする。玉ねぎは横半分に切ってから1cm厚さのくし切り、ピーマンは一口大の乱切り、しょうがはせん切りにする。
2. フライパンに菜種油を中火で熱し、かじきまぐろを炒める。色が変わってきたら玉ねぎ、ピーマンを順に加え、炒め合わせる。
3. 全体に油が回ったら❹としょうがを加え、火を強めて汁けを飛ばすように1分ほど炒める。

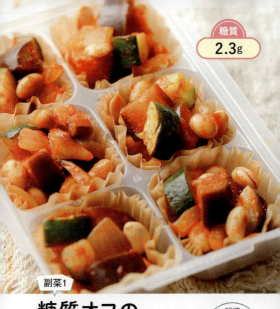

糖質 **2.3g**

副菜1

糖質オフの簡単ラタトゥイユ

解凍
電子レンジ 20〜30秒
自然解凍 ○

材料（6食分）

- 玉ねぎ……1/3個
- なす……1本
- ズッキーニ……1/2本
- 大豆（水煮）……50g
- にんにく……1/2かけ
- オリーブ油……大さじ2

Ⓐ
- トマトペースト……大さじ1
- 水……大さじ3
- 塩……小さじ1/3
- ローリエ……1枚

作り方

1. 野菜は1.5cm角に切り、にんにくはつぶす。
2. フライパンにオリーブ油とにんにくを入れて中火で熱し、香りが出てきたら玉ねぎ、なす、ズッキーニ、大豆の順に加えて炒める。
3. 野菜に火が通ったらⒶを加え、汁けを飛ばすように1〜2分炒める。

※小分けにするときにローリエを除く。

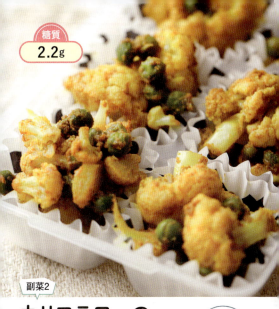

糖質 2.2g

副菜2

カリフラワーのサブジ

\解凍/
電子レンジ
20〜30秒
自然解凍
○

材料（6食分）

カリフラワー……2/3株（200g）
グリンピース（冷凍）……1/2カップ
菜種油……大さじ2
Ⓐ カレー粉……大さじ1
　塩……小さじ1/2
　水……1/4カップ

作り方

1. カリフラワーは小房に分ける。
2. 鍋に菜種油を中火で熱し、1を炒める。全体に油がなじんだらグリンピースとⒶを加えて混ぜ、ふたをして弱火にし、10分蒸し煮にする。

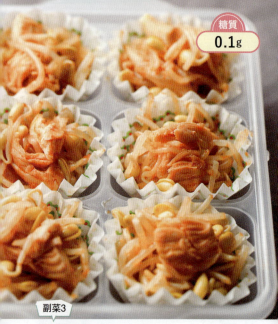

糖質 0.1g

副菜3

大豆もやしの
コチュジャン和え

解凍
電子レンジ
20〜30秒
自然解凍
○

材料（6食分）

大豆もやし……1袋（約200g）
サラダチキン……1/2枚
Ⓐ
　コチュジャン……小さじ2
　酢……小さじ1
　ごま油……大さじ1

作り方

1 大豆もやしはさっと洗って耐熱ボウルに入れ、ラップをかけて電子レンジで2分30秒加熱して冷ます。サラダチキンは手で食べやすい大きさにさく。

2 1の大豆もやしの水けを絞ってボウルに入れ、混ぜ合わせたⒶとサラダチキンを加えて和える。

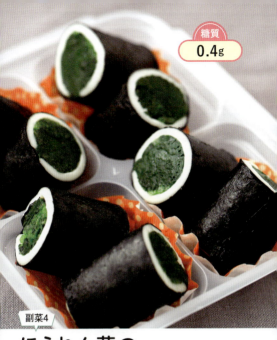

糖質 0.4g

副菜4

ほうれん草の海苔チーズ巻きポン酢

材料（6食分）

ほうれん草……1束（150g）
焼き海苔（全形）……1枚
スライスチーズ……4枚
ポン酢しょうゆ……小さじ2

解凍
電子レンジ
20～30秒
自然解凍
○

作り方

1. ほうれん草は塩少々（分量外）を入れた熱湯でゆでて冷水にさらし、水けを絞る。根元を落としてポン酢しょうゆで和える。

2. 焼き海苔を半分に切り、スライスチーズを2枚ずつ並べてのせる。手前にほうれん草を1/2量ずつのせて巻き、それぞれ6等分に切る。

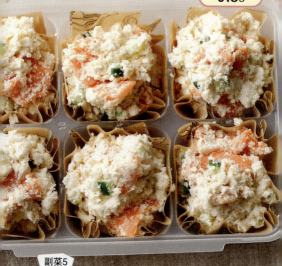

糖質 0.8g

副菜5

おからのクミンポテサラ風

解凍
電子レンジ
20〜30秒
自然解凍 ○

材料（6食分）

スモークサーモン……50g
きゅうり……1/3本

Ⓐ
- おから（生）……100g
- マヨネーズ……大さじ2
- 酢（あれば白ワインビネガー）……大さじ1
- 塩……小さじ1/3
- クミンパウダー……小さじ1/2

作り方

1. スモークサーモンは一口大、きゅうりは粗みじんに切る。
2. ボウルにⒶを入れ混ぜ合わせ、1を加えてしっかり和える。

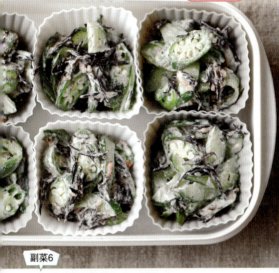

糖質 0.7g

副菜6

オクラときゅうり、ひじきの梅マヨ和え

解凍
電子レンジ 20〜30秒
自然解凍 ○

材料（6食分）

オクラ……4〜5本
きゅうり……1本
ひじき（水煮／水きりする）……40g
Ⓐ 梅干し（種を取って叩く）……2個分（約10g）
　マヨネーズ……大さじ1

作り方

１ オクラはヘタとガクを取って熱湯でさっとゆで、水けをきって斜め薄切りにする。きゅうりは縦半分に切って種を除き、斜め薄切りにして塩少々（分量外）を振り、3分ほどおいて水けを絞る。

２ ボウルにⒶを入れ混ぜ合わせ、１とひじきを加えてよく和える。

2週目

ちょっとがんばりたいときの1週間

もう少しがんばってみたくなったら、
ご飯をサラダとスープに置き換える日を
作ってみましょう。

―――― 作りおきメニュー ――――

[主菜] さんまの黒酢しょうが和え（P.52）／ぶり大根（P.54）／チキンローフ（P.56）

[副菜] エリンギとチンゲン菜のツナオイスター和え（P.58）／かぶと桜えびの中華和え（P.59）／クーブイリチー（P.60）／大豆もやしときゅうりのカレー和え（P.61）／アスパラとかぶの玉ねぎサラダ（P.62）／セロリのゆずこしょう炒め（P.63）

月曜日

主菜のさんまに合わせて、副菜には桜えびとツナの旨みを利かせて。すき間があったら箸休めにちょこちょことつまめる浸し豆を。

[主菜]
さんまの黒酢しょうが和え

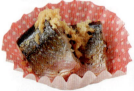

▶P.52

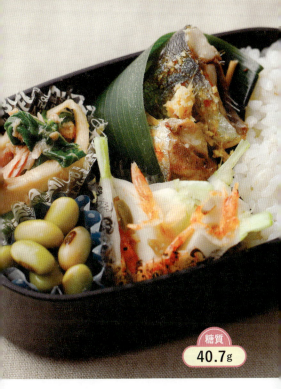

糖質 **40.7g**

副菜	副菜
かぶと桜えびの 中華和え	エリンギと チンゲン菜のツナ オイスター和え

▶P.59

▶P.58

その他のメニュー
もち麦ご飯（P.10)100g／浸し豆（P.191）大さじ1

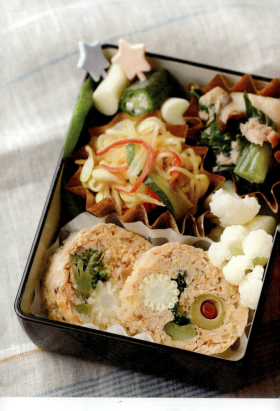

火曜日

野菜も一緒にとれるチキンローフに、もやしやチンゲン菜の副菜を合わせて。ご飯代わりの具だくさんスープでお腹も満足。

主菜
チキンローフ

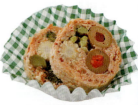

▶P.56

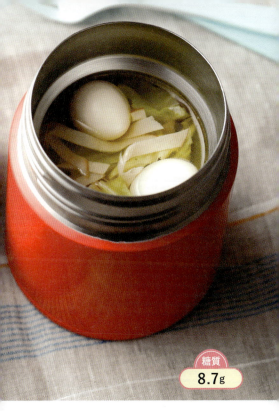

糖質 **8.7g**

副菜	副菜
大豆もやしと きゅうりのカレー和え	**エリンギと チンゲン菜のツナ オイスター和え**
▶P.61	▶P.58

その他のメニュー　キャベツとハムとうずらの卵のスープ（P.185）／ゆでオクラ 1 本／チーズ 1 個／ゆでカリフラワー（P.179）1 房

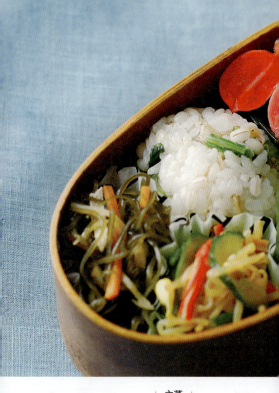

水曜日

ぶりと昆布、かにかまなど、海の幸を組み合わせた旨みたっぷりのお弁当。野菜はもちろん、たんぱく質もバランスよくとれます。

主菜

ぶり大根

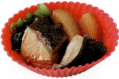

▶P.54

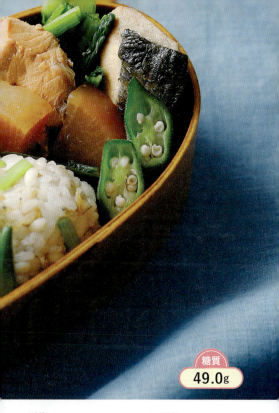

糖質 49.0g

副菜	副菜
大豆もやしと きゅうりのカレー和え	クーブイリチー
	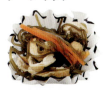
▶P.61	▶P.60

その他のメニュー かぶの葉とカリカリじゃこ炒めのもち麦混ぜご飯（P.10 ／ P.167）100g ／ラディッシュの昆布茶レモン（P.189）1個／ゆでオクラ 2本

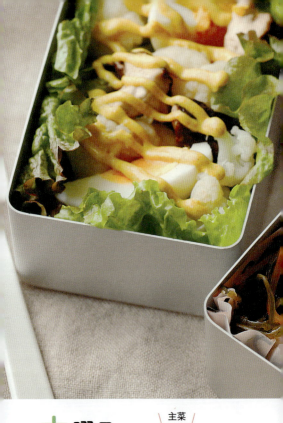

木曜日

サラダを主食にして糖質を大幅にカット。魚やゆで卵でたんぱく質をしっかりとり、かみごたえのある食材で咀嚼を促します。

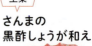

さんまの黒酢しょうが和え

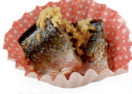

▶P.52

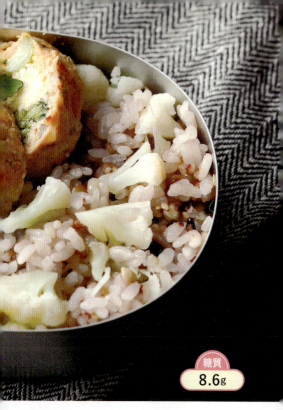

糖質
8.6g

副菜	副菜
アスパラとかぶの玉ねぎサラダ	**セロリのゆずこしょう炒め**
▶P.62	▶P.63

その他のメニュー ゆでカリフラワーのかさ増し雑穀ご飯（P.10／P.179）100g／クレソン（生）適量／ラディッシュの昆布茶レモン（P.189）1個

主菜1

さんまの黒酢しょうが和え

\解凍/
電子レンジ
40〜50秒
自然解凍 ×

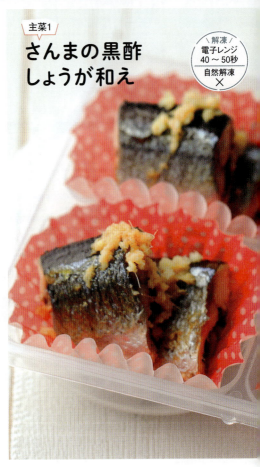

材料（6食分）

さんま……3尾
A
- 黒酢…… 大さじ1/2
- 水…… 大さじ1
- しょうゆ…… 小さじ2
- おろししょうが…… 小さじ1

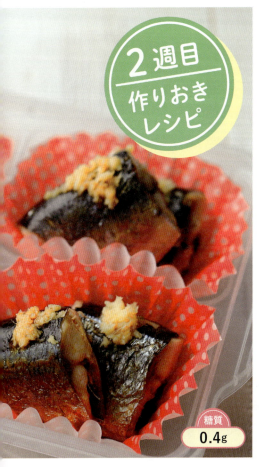

2週目 作りおきレシピ

糖質 0.4g

作り方

1. さんまは頭と尾を切り落とし、内臓を筒抜きにして1尾を4等分のぶつ切りにする。
2. フライパンにアルミ箔（または魚焼き用ホイル）を敷き、1を並べて中火で焼く。2〜3分たったら裏返し、さらに1〜2分ほど焼く。バットなどに取って冷まし、容器に2切れずつ入れる。
3. Ⓐを混ぜ合わせ、1/6量ずつさんまにかける。

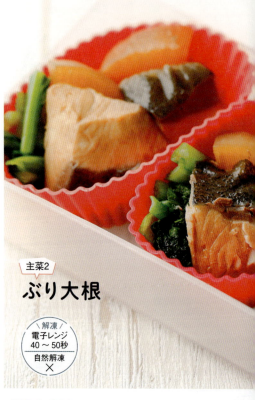

主菜2
ぶり大根

\解凍/
電子レンジ
40〜50秒
自然解凍
×

材料（6食分）

ぶり（切り身）……3枚（300g）
大根……100g
小松菜……2株
Ⓐ
　しょうが（薄切り）……1枚
　しょうゆ……大さじ3
　焼酎……大さじ4
　はちみつ……大さじ2
　水……1カップ

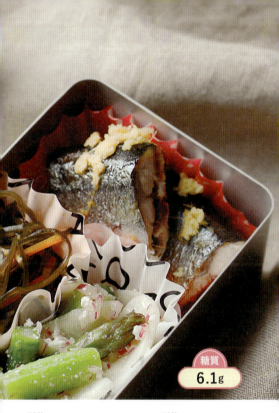

糖質 6.1g

| 副菜 |
アスパラとかぶの玉ねぎサラダ

▶P.62

| 副菜 |
クーブイリチー

▶P.60

その他のメニュー カリフラワーときのこ、ゆで卵のサラダ（P.174）／ヨーグルトカレードレッシング（P.176）

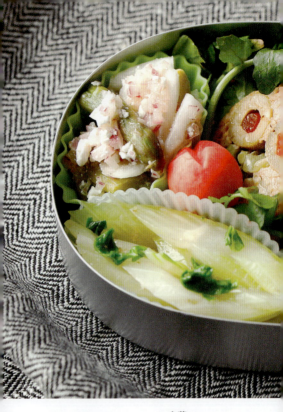

金曜日

低糖質でかみごたえのある食材を組み合わせ、味にメリハリをつけた洋風弁当。ご飯はカリフラワーでかさ増しして100gに。

チキンローフ

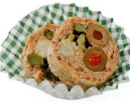

▶P.56

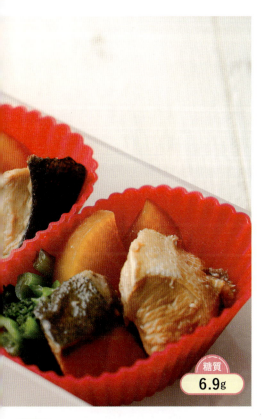

糖質 6.9g

作り方

1. ぶりはペーパータオルで水けをふき、一口大に切る。大根は1.5cm厚さのいちょう切りにし、耐熱容器にのせてラップをかけ、電子レンジで2分加熱する。小松菜はさっと洗ってラップでふんわり包み、耐熱皿にのせて電子レンジで1分加熱し、水に取って水けを絞り、3cm長さに切る。
2. 鍋に**Ⓐ**を入れて中火にかけ、沸騰したら**1**のぶりと大根を加え、10分煮て具材を取り出す。
3. 残った煮汁を強火で1分ほど煮詰め、そのまま冷ます。具材を容器に取り分け、煮汁をかけて小松菜を1/6量ずつ添える。

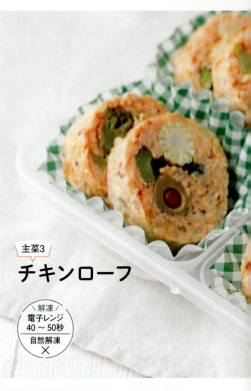

主菜3
チキンローフ

\解凍/
電子レンジ
40〜50秒
自然解凍
×

材料（6食分）

鶏ひき肉……200g（むね肉100g＋もも肉100g）
玉ねぎ……1/4個
にんにく……1/2かけ
ブロッコリー……50g
ヤングコーン（水煮）……3本
オリーブ（パプリカ入り）……6個

Ⓐ
おからパウダー、トマトペースト……各大さじ1/2
溶き卵……1/2個分
オレガノ（ドライ）、塩……各小さじ1/4
粒マスタード……大さじ1

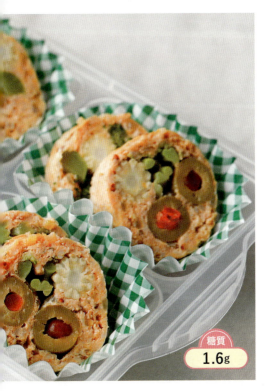

糖質 1.6g

作り方

1. 玉ねぎとにんにくはみじん切りにし、耐熱皿にのせてラップをかけ、電子レンジで30秒加熱する。ブロッコリーは小房に分け、さっと水で洗って耐熱皿にのせ、ラップをかけて電子レンジで1分30秒加熱し、どちらも冷ましておく。
2. ボウルにひき肉と1の玉ねぎとにんにく、Aを入れ、ねばりが出るまでよく混ぜる。
3. アルミ箔の上に2を広げ、ブロッコリー、ヤングコーン、オリーブをバランスよく散らし、棒状に巻いてから両端をねじってとめる。
4. 3をオーブントースターで20〜25分焼いてそのまま冷まし、アルミ箔を外して12等分に切る。

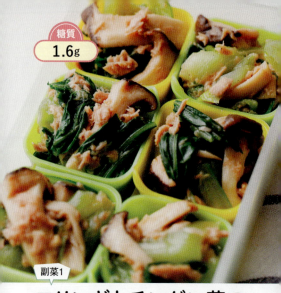

糖質 1.6g

副菜1

エリンギとチンゲン菜のツナオイスター和え

\解凍/
電子レンジ
20〜30秒
自然解凍 ○

材料（6食分）

エリンギ……1パック（100g）
チンゲン菜……1株
ツナ缶（油をきる）……小1缶（70g）
ごま油……大さじ1
Ⓐ オイスターソース……大さじ1と1/2
　 練り辛子……小さじ1/2

作り方

1. エリンギは半分の長さに切ってから縦に8等分にさく。チンゲン菜の茎は放射状に8等分、葉はざく切りにし、熱湯でさっとゆでて流水にさらし、水けをきる。
2. フライパンにごま油を中火で熱し、エリンギをしんなりするまで炒める。
3. ボウルに1のチンゲン菜、2のエリンギを入れ、ツナとⒶを加えて和える。

副菜2

かぶと桜えびの中華和え

\解凍/
電子レンジ
20〜30秒
自然解凍
○

材料（6食分）

かぶ……3個（240g）
ザーサイ……大さじ1
Ⓐ 桜えび……大さじ2
　ごま油、塩……各小さじ1/3

作り方

1. かぶは葉を少し残して切り落とし、皮をむいて半分に切ってから1cm厚さのくし切りにし、塩少々（分量外）を振って3分ほどおいて水けを絞る。ザーサイは粗みじんに切る。
2. ボウルに1とⒶを入れて和える。

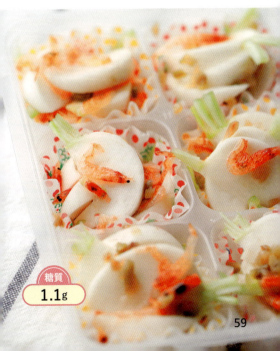

糖質 1.1g

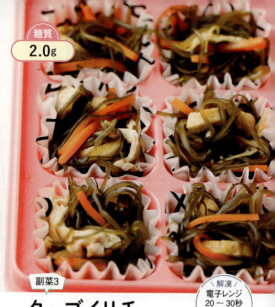

糖質 2.0g

副菜3

クーブイリチー

\解凍/
電子レンジ 20〜30秒
自然解凍 ○

材料（6食分）

刻み昆布（生） …… 100g
油揚げ …… 1枚
にんじん …… 30g
しょうが …… 1/2かけ
菜種油 …… 大さじ1

Ⓐ
- だし汁 …… 1カップ
- しょうゆ …… 大さじ1と1/2
- みりん …… 小さじ2
- 焼酎 …… 大さじ2

作り方

❶刻み昆布は洗ってざるにあげ、水けをきってざく切りにする。油揚げはペーパータオルで余分な油を吸い取り、細切りにする。にんじんは4cm長さのせん切り、しょうがもせん切りにする。

❷フライパンに菜種油を中火で熱し、しょうがを入れて炒める。香りが出てきたら残りの❶を加えて炒める。

❸全体に油が回ったらⒶを加え、汁けがなくなるまで10分ほど煮る。

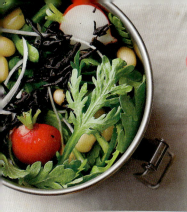

糖質 7.1g

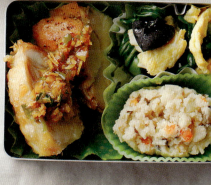

/ 副菜 /
あさりの卯の花

▶P.80

/ 副菜 /
チンゲン菜と卵の塩炒め
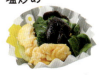
▶P.81

その他のメニュー
春菊とひじき、大豆のサラダ（P.172）／和風わさびドレッシング（P.177）

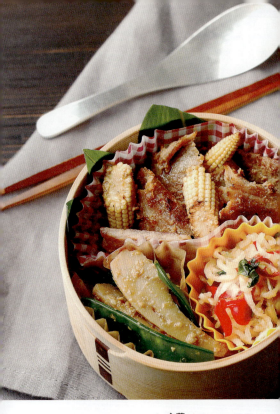

火曜日

野菜も肉も大きめに切って食べごたえを出し、発酵食品やごまでコクを加えた味つけに。酢の物を添えればあと味さっぱり。

主菜
豚のみそ酒粕焼き

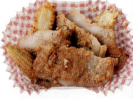

▶P.76

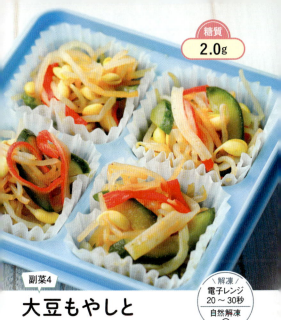

糖質 2.0g

副菜4

解凍／
電子レンジ 20〜30秒
自然解凍 ○

大豆もやしときゅうりのカレー和え

材料（6食分）

大豆もやし
　……1袋（約200g）
きゅうり……1本
かに風味かまぼこ
　……2本

Ⓐ
カレー粉……小さじ1
しょうゆ……大さじ1
ごま油……大さじ2
酢……大さじ1/2
はちみつ……小さじ1

作り方

1 大豆もやしはさっと洗って耐熱ボウルに入れ、ラップをかけて電子レンジで2分30秒加熱し、水に取って水けを絞る。きゅうりは縦半分に切って種を除き、斜め薄切りにして塩少々（分量外）を振ってもみ込み、水けを絞る。

2 ボウルにⒶを入れて混ぜ合わせ、1とほぐしたかにかまを加えて和える。

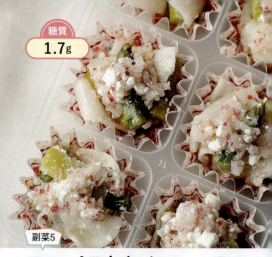

糖質 1.7g

副菜5

アスパラとかぶの玉ねぎサラダ

\解凍/
電子レンジ 20〜30秒
自然解凍 ○

材料（6食分）

アスパラガス……2〜3本
かぶ……2個（160g）
塩……少々

Ⓐ
| 赤玉ねぎ（みじん切り）……1/4個分
| カッテージチーズ……大さじ1
| オリーブ油……大さじ2
| 酢（あれば白ワインビネガー）……大さじ1
| 塩……小さじ1/2

作り方

1 アスパラガスはさっと洗ってラップでふんわり包み、耐熱皿にのせて電子レンジで1分30秒加熱する。冷水に取って水けをふき取り、2cm長さに切る。

2 かぶは葉を落として皮をむき、半月の薄切りにして塩を振り、3分ほどおいて水けを絞る。

3 ボウルにⒶを入れ混ぜ合わせ、1と2を加えて和える。

副菜6

セロリのゆずこしょう炒め

解凍
電子レンジ 20〜30秒
自然解凍 ○

材料（6食分）

セロリの茎……2本分
セロリの葉……少々
塩……ひとつまみ
ごま油……大さじ1/2
Ⓐ 焼酎……大さじ1
　 ゆずこしょう……小さじ1

作り方

1. セロリの茎は筋を取り、5mm厚さの斜め切りにする。葉は粗く刻む。
2. フライパンにごま油を強火で熱し、1をさっと炒めて塩を振り、Ⓐを加えて全体に味がなじむように1〜2分ほど炒める。

糖質 0.7g

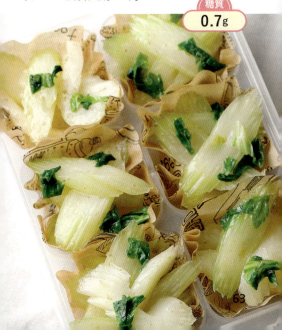

3週目

追い込みたいときの1週間

停滞期や大切なイベントの前など、集中してダイエットしたいときはご飯を控えてスープとサラダ、低糖質なボリュームおかずで1週間のりきって。

作りおきメニュー

主菜 ねぎダレ油淋鶏（P.74）／豚のみそ酒粕焼き（P.76）／ミラノ風カツレツ（P.78）

副菜 あさりの卯の花（P.80）／チンゲン菜と卵の塩炒め（P.81）／干し大根のソムタム風（P.82）／きぬさやとれんこんのごまきんぴら（P.83）／アボカドと緑の野菜のタルタル（P.84）／赤キャベツとビーツのコールスロー（P.85）

月曜日

低糖質ながら一度に14品目とれる栄養バランス抜群のお弁当。野菜以外にも鶏肉、あさり、卵とバラエティー豊かです。

主菜
ねぎダレ油淋鶏(ユーリンチー)

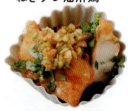

▶ P.74

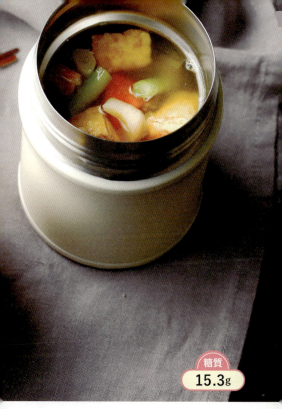

糖質 15.3g

副菜	副菜
きぬさやとれんこんの ごまきんぴら	干し大根の ソムタム風

▶P.83

▶P.82

その他のメニュー
厚揚げけんちん汁（P.187）

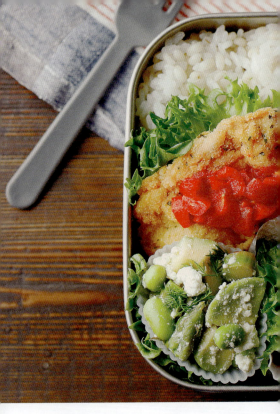

水曜日

我慢しすぎず中日にはご飯とボリューミーなチキンカツ。衣がおからパウダーだから糖質過多の心配なし。さっぱりサラダで味のバランス◎。

主菜
ミラノ風カツレツ

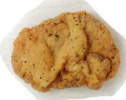

▶P.78

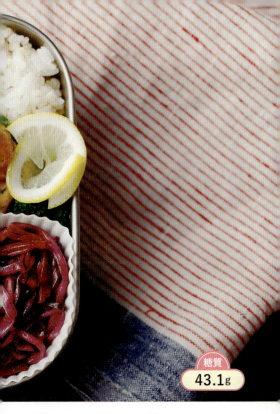

糖質 **43.1g**

副菜	副菜
アボカドと緑の野菜のタルタル	**赤キャベツとビーツのコールスロー**
▶P.84	▶P.85

その他のメニュー
もち麦ご飯（P.10）100g／レタス（生）適量／
スライスレモン（生）1枚

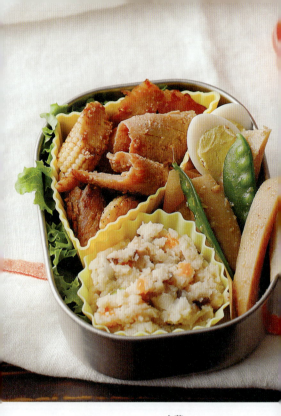

木曜日

豚肉とおからのおかずでたんぱく質をしっかりとってエネルギーチャージ。サラダには野菜をゴロッと入れて生ハムをトッピング。

主菜

豚のみそ酒粕焼き

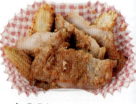

▶P.76

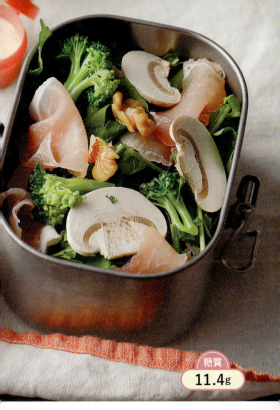

糖質 **11.4g**

副菜	副菜
きぬさやとれんこんのごまきんぴら	**あさりの卯の花**

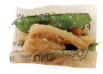

▶P.83

▶P.80

その他のメニュー　レタス(生)適量／うずらの卵(水煮)1個／ルッコラとマッシュルームのサラダ(P.175)／バーニャカウダ風ドレッシング(P.177)

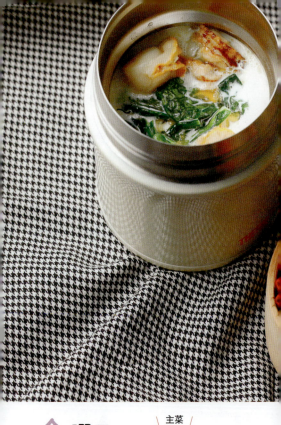

金曜日

衣なしの油淋鶏とふんわり卵がうれしい炒め物、酢の物を詰めた中華弁当。牛乳で仕上げたスープは腹持ちもよく大満足。

主菜
ねぎダレ油淋鶏

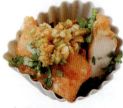

▶P.74

糖質 **19.7g**

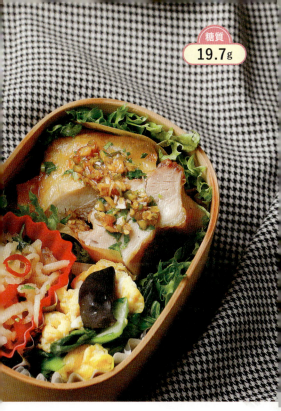

副菜
チンゲン菜と卵の塩炒め

▶P.81

副菜
干し大根のソムタム風

▶P.82

その他のメニュー
レタス（生）適量／ベビーほたてのミルクスープ（P.186）

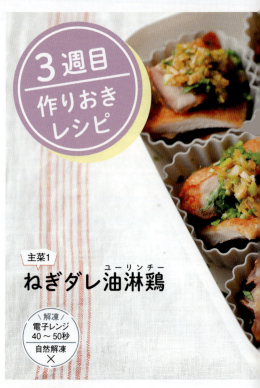

3週目 作りおきレシピ

主菜1

ねぎダレ油淋鶏(ユーリンチー)

\解凍/
電子レンジ 40〜50秒
自然解凍 ×

材料(6食分)

鶏もも肉……2枚(約560g)
塩、こしょう……各少々
揚げ油……適量
Ⓐ
　酢、しょうゆ……各大さじ2
　はちみつ……小さじ1
　ごま油……小さじ2
　長ねぎ、香菜(各みじん切り)……各大さじ3
　しょうが(みじん切り)……大さじ1

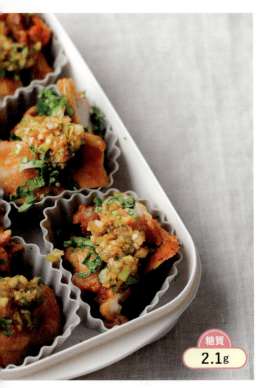

糖質
2.1g

作り方

1. 鶏肉は余分な脂を取り除き、ペーパータオルで水けをふき取り、塩、こしょうを振る。
2. 揚げ鍋に1を皮目を上にして並べ入れ、揚げ油をひたひたに注いで中火にかける。フツフツしてきたら、皮に油をかけながら10分ほど揚げ、きつね色になったらバットに取って油をきる。
3. 1枚を6等分の削ぎ切りにして2切れずつ容器に入れ、混ぜ合わせた❹をかける。

豚のみそ酒粕焼き

＼解凍／
電子レンジ
40〜50秒
自然解凍
✕

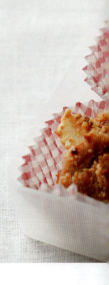

材料（6食分）

豚もも肉（しょうが焼き用）……6枚
みそ……大さじ2
酒粕……10g
焼酎……大さじ1
ヤングコーン（水煮）……3本
菜種油……小さじ1

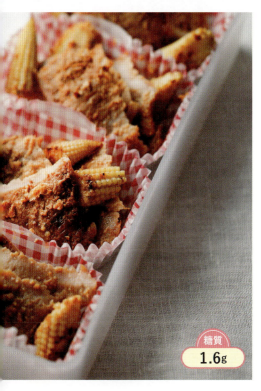

糖質
1.6g

作り方

1. 耐熱皿に酒粕と焼酎を入れ、ラップをかけずに電子レンジで20秒加熱し、みそを加えてよく混ぜる。

2. 豚肉に1を塗り、ラップで包んで20分ほどおく。

3. フライパンに菜種油を弱めの中火で熱し、豚肉とヤングコーンを焼く。2〜3分焼いたら豚肉を裏返し、さらに1〜2分焼いて、それぞれ食べやすい大きさに切る。

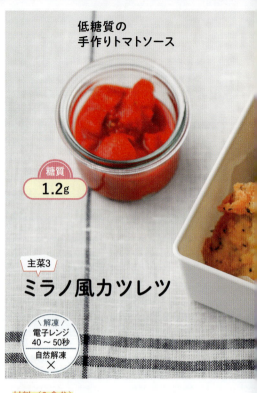

低糖質の
手作りトマトソース

糖質
1.2g

主菜3
ミラノ風カツレツ

\解凍/
電子レンジ
40〜50秒
自然解凍
×

材料（6食分）

豚ヒレ肉……250g
粉チーズ……30g
溶き卵……2個分
A| おからパウダー……25g
 | パセリ（ドライ）……小さじ1
揚げ油……適量
低糖質の手作りトマトソース（1食分）……大さじ1

低糖質の手作りトマトソース（6食分）

ミニトマト4個はそれぞれ8等分に切り、トマトペースト大さじ1と1/3、白ワインビネガー大さじ2、塩小さじ2/3を混ぜる。

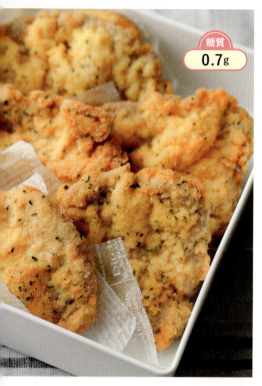

糖質 0.7g

作り方

1. 豚ヒレ肉は2cm厚さに切ってまな板の上に並べ、ラップで覆って麺棒で叩き、薄くのばす。バットに❹を混ぜておく。
2. 1の豚肉に粉チーズ、溶き卵、❹を順につける。
3. フライパンに2〜3cm深さに揚げ油を入れて中火で熱し、2を入れて2〜3分ほど揚げ焼きにして油をきる。

※お弁当にトマトソースを添え、食べるときにかける。

※揚げ物に使用する際は、おかずと別の容器に小分けして冷凍。
　揚げ物以外に使うならおかずにかけてから冷凍してもOK。

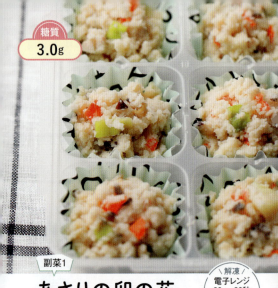

糖質 3.0g

副菜1

解凍
電子レンジ 20〜30秒
自然解凍 ◯

あさりの卯の花

材料（6食分）
- あさり（殻つき／砂抜きする）……100g
- しいたけ……3個
- にんじん……20g
- 長ねぎ……1/2本
- おから（生）……100g
- Ⓐ
  - 薄口しょうゆ……大さじ2
  - みりん……大さじ1
- 菜種油……大さじ2

作り方

1. 耐熱ボウルにあさりと水1カップ（分量外）を入れてラップをかけ、電子レンジで2分加熱し、身を取り出す。残った蒸し汁は取っておく。

2. しいたけとにんじんは粗みじんに切る。長ねぎは5mm厚さの小口切りにする。

3. 鍋に菜種油大さじ1を中火で熱し、しいたけとにんじんを炒め、しんなりしたらおからとあさりの身、長ねぎ、残りの油を加えて炒め合わせる。

4. 油が回ったらⒶを加えてよく混ぜる。全体になじんだら 1 のあさりの蒸し汁を加え、汁けがなくなるまで煮つめる。

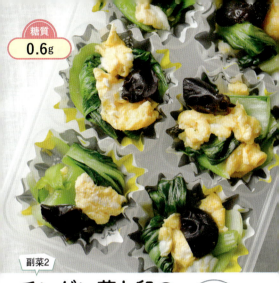

糖質 0.6g

副菜2

チンゲン菜と卵の塩炒め

\解凍/
電子レンジ
20〜30秒
自然解凍
〇

材料（6食分）

チンゲン菜……2株
卵……2個
牛乳……大さじ1
きくらげ（乾燥）……大さじ1/2（1.5g）
塩……小さじ1/3
菜種油……大さじ1と1/2

作り方

1. チンゲン菜の茎は削ぎ切りにし、葉はざく切りにする。きくらげは湯で戻して石突きを取り、一口大に切る。卵はボウルに割り入れ、牛乳を加えてよく混ぜる。

2. フライパンに菜種油大さじ1を中火で熱し、1の卵液を一気に入れて菜箸などで大きく混ぜ、全体が半熟になったら取り出す。

3. 同じフライパンに残りの油を入れ、中火でチンゲン菜ときくらげを炒める。油が回ったら塩を振り、強火にしてひと炒めしたら火を止め、2の卵を戻し入れてさっくり混ぜる。

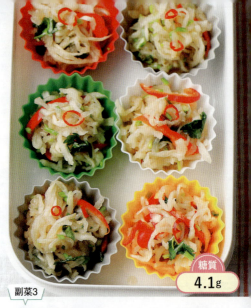

糖質 4.1g

副菜3

干し大根のソムタム風

材料（6食分）

切り干し大根……30g
赤ピーマン……1個
香菜……1株

Ⓐ
　水……大さじ3
　酢、菜種油……各大さじ2
　ナンプラー……大さじ1と1/2
　はちみつ、赤唐辛子（小口切り）……各小さじ1

解凍/
電子レンジ 20〜30秒
自然解凍 ◯

作り方

1 切り干し大根は熱湯で30秒ゆでてざるに取り、もみ洗いして水けを絞り、ざく切りにする。

2 赤ピーマンはせん切りにする。香菜は茎をみじん切り、葉の部分をざく切りにする。

3 耐熱ボウルにⒶを入れてラップをかけ、電子レンジで1分加熱する。

4 3に1と2を加えてよく和える。

副菜4

きぬさやとれんこんの
ごまきんぴら

解凍
電子レンジ 20〜30秒
自然解凍 ○

材料（6食分）

きぬさや…… 12枚
れんこん…… 160g
菜種油…… 大さじ1/2

Ⓐ 水…… 1/4カップ
　 しょうゆ…… 大さじ1
　 はちみつ…… 小さじ1

白すりごま…… 大さじ1

作り方

1. きぬさやは筋を取る。れんこんは皮をむき、繊維に沿って4cm長さの棒状に切る。
2. フライパンに菜種油を中火で熱し、れんこんを炒める。油がなじんだらⒶを加えてふたをし、火を強めて2〜3分蒸し焼きにする。
3. きぬさやを加えて中火にし、汁けを飛ばすように1分ほど炒め、最後にすりごまを加えて混ぜ合わせる。

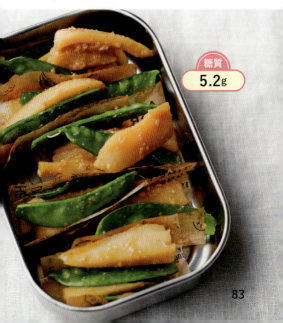

糖質 5.2g

副菜5

アボカドと緑の野菜のタルタル

\解凍/
電子レンジ 20〜30秒
自然解凍 ◯

材料（6食分）

アボカド……1個
アスパラガス……3本
枝豆（冷凍／さやから出す）……50g

Ⓐ
- カッテージチーズ、オリーブ油……各大さじ2
- ディルの葉……2〜3枝分
- レモン汁……大さじ1/2
- しょうゆ……小さじ2

作り方

1. アスパラガスはさっと洗ってラップでふんわりと包み、耐熱皿にのせて電子レンジで1分30秒加熱し、冷水に取って水けをふき、1.5cm厚さの小口切りにする。アボカドは皮と種を取り、1.5cmの角切りにする。

2. ボウルにⒶを入れ混ぜ合わせ、1と枝豆を加えて和える。

糖質 1.1g

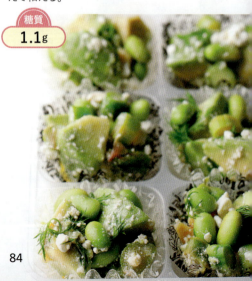

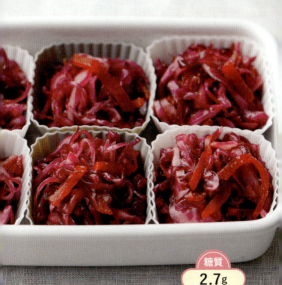

糖質 2.7g

副菜6

赤キャベツとビーツのコールスロー

\解凍/
電子レンジ
20〜30秒
自然解凍
○

材料（6食分）
赤キャベツ……1/4個（255g）
ビーツ（水煮缶）……80g
Ⓐ｜クミンパウダー、塩……各小さじ1/2
　｜オリーブ油……大さじ1と1/2
　｜酢……大さじ1/2

作り方
1️⃣ 赤キャベツとビーツはせん切りにし、赤キャベツは塩少々（分量外）を振って3分ほどおき、水けを絞る。

2️⃣ ボウルにⒶを入れ混ぜ合わせ、1️⃣を加えて和える。

野菜でご飯をかさ増しアレンジ

ご飯100gでは物足りない。
たまにはおにぎりを食べたい……。
そんなときは、ゆでた野菜を混ぜてボリュームアップ。
簡単なアレンジでのりきりましょう。

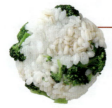

ブロッコリー

蒸しゆでにしたもの（P.178）を3房程度、ざく切りにして加える。味にクセがないのでそのままでも十分おいしい。

スナップエンドウ

蒸しゆでにしたもの（P.179）を2個程度、輪切りにして加える。プチプチとした食感に加え、彩りもグッとよくなる。

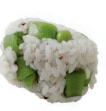

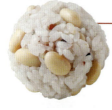

大豆

水煮大豆を大さじ1程度加え、おにぎりの場合はぎゅっとにぎる。食べごたえも増し、大豆のたんぱく質も一緒に摂取できる。

キャベツ

ざく切りにしてさっと蒸しゆでにし、水けを絞って加える。味は淡白だけど、シャキシャキした食感がアクセントに。

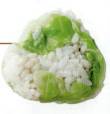

気分に合わせて選べる

食材別
主菜レシピ

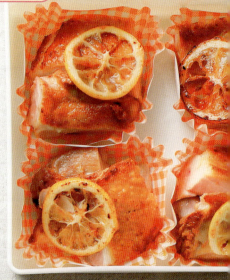

糖質 0.7g

主菜2

チキンロールサラダ
▶P.91

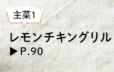

主菜1
レモンチキングリル
▶P.90

鶏肉

低糖質で高たんぱくな鶏肉はダイエットの強い味方。カロリーを気にしなくてもいいので、もも肉や手羽中はもちろん、皮つきでもOK！

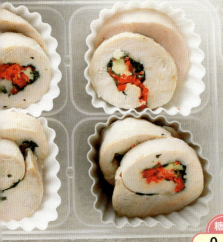

糖質 0.4g

鶏肉

主菜1

レモンチキングリル

\解凍/
電子レンジ
約1分
自然解凍
×

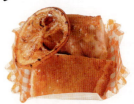

材料（6食分）

鶏もも肉……2枚（約560g）
塩……大さじ1/2
こしょう……少々
Ⓐ
│ スライスレモン……6枚
│ タイム（あれば）……2〜3枝
│ にんにく（薄切り）……1/2かけ分
│ 白ワイン、オリーブ油……各大さじ1

作り方

1 鶏肉は余分な脂を除き、ペーパータオルで水けをふいて塩、こしょうをすり込む。ポリ袋にⒶとともに入れて軽くもみ込み、1時間以上おく。

2 フライパンに1の中身をすべて出し、鶏肉の皮目を下にして中火にかける。鶏肉は両面、色が変わるまで焼いたら再度皮を下にし、弱火にしてさらに10分ほど焼く。スライスレモン、タイム、にんにくは焦げる前に取り出す。

3 鶏肉の粗熱が取れたら、1枚を6等分の削ぎ切りにして容器に2切れずつ入れ、レモンを1枚ずつのせる。

主菜2

チキンロール サラダ

\解凍/
電子レンジ
約1分
自然解凍
×

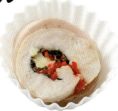

材料（6食分）

鶏むね肉（皮なし）……1枚（約300g）
赤パプリカ……1個
バジル……1パック
さけるチーズ……1本
塩……小さじ1
焼酎……大さじ1/2

作り方

1 鶏肉は厚さが均一になるよう観音開きにする。パプリカはせん切り、バジルはみじん切り、さけるチーズは縦半分にさく。

2 ラップを広げ、皮目を下に、鶏肉の下の部分（細い方）を手前にしてのせ、塩、焼酎を振ってなじませる。全体にバジルを散らして中心にパプリカとチーズを置き、手前から具を包むように巻いたらラップの両端をねじってとめる。

3 2につま楊枝で数か所穴を空けてから耐熱容器にのせ、電子レンジで6～7分ほど加熱する。アルミ箔に包んでそのまま冷まし、12等分に切る。

鶏肉

> 主菜3

手羽中の黒酢山椒
▶P.94

糖質 **3.7g**

> 主菜4

鶏と干ししいたけの梅煮
▶P.95

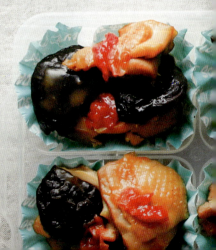

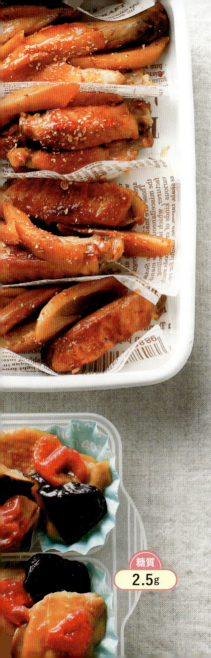

糖質
2.5g

鶏肉

主菜3
手羽中の黒酢山椒

\解凍/
電子レンジ 約1分
自然解凍 ×

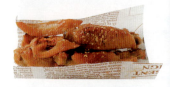

材料（6食分）

鶏手羽中肉 …… 18本
れんこん …… 80g
ごま油 …… 大さじ1/2
🅐 しょうゆ、黒酢、みりん …… 各大さじ1
粉山椒 …… 小さじ1/2

作り方

1 れんこんは皮をむき、繊維に沿って3cm長さの棒状に切る。

2 フライパンにごま油を中火で熱し、鶏肉とれんこんを焼く。全体に焼き色がついたら🅐を加え、汁けがなくなるまで1～2分ほど炒め煮にし、最後に粉山椒を振る。

主菜4

鶏と干ししいたけの梅煮

解凍
電子レンジ
約1分
自然解凍
×

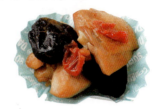

材料（6食分）

鶏もも肉……2枚（約560g）
干ししいたけ（水でもどす）……6枚
Ⓐ
　だし汁（干ししいたけのもどし汁と合わせて）
　　……2カップ
　焼酎、しょうゆ……各大さじ2
　みりん……大さじ1
　梅干し……1個
菜種油……小さじ1

作り方

1 鶏肉は余分な脂を除き、ペーパータオルで水けをふいて一口大に切る。干ししいたけは石突きを取り、一口大の削ぎ切りにする。

2 鍋に菜種油を中火で熱し、鶏肉を炒める。軽く焼き色がついたらペーパータオルで余分な油をふき取り、1の干ししいたけとⒶを入れて落としぶたをし、弱めの中火で煮汁が少なくなるまで15分ほど煮る。

3 2の具材を取り出して、残った煮汁を煮つめ、そのまま冷ます。

4 具材を6等分にして容器に入れ、梅干しをちぎって散らし、煮汁をかける。

豚肉

良質なたんぱく質のほか、美容や疲労回復の効果はもちろん、糖質をエネルギーに変えるビタミンB_1が豊富。にんにくや玉ねぎ、油と合わせると吸収率がアップ。

主菜5

ゆで豚のめかぶポン酢
▶P.98

糖質 0.8g

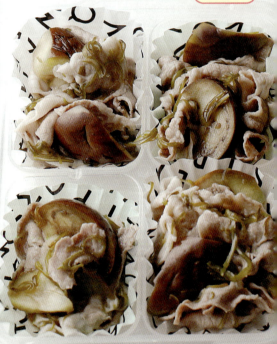

主菜6
豚肉のチーズピカタ
▶ P.99

糖質 0.3g

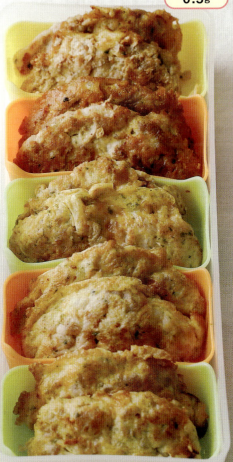

豚肉

主菜5

ゆで豚の めかぶポン酢

解凍
電子レンジ
約1分
自然解凍
×

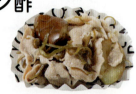

材料（6食分）

豚肩ロース肉（しゃぶしゃぶ用）……200g
なす……1本
めかぶ……2パック（約100g）
A | ポン酢しょうゆ……大さじ1と1/2
  | ごま油……大さじ1/2

作り方

1. なすはヘタを落として乱切りにし、耐熱容器に入れてラップをかけ、電子レンジで3分加熱し、冷水に取ってから水けをきる。豚肉は食べやすい大きさに切る。

2. 鍋に湯を沸かし、焼酎大さじ2（分量外）を入れてフツフツするくらいの火加減にし、豚肉をさっとゆでてざるにあげ、そのまま冷ます。

3. ボウルにめかぶとAを入れ混ぜ合わせ、なすと豚肉を加えて和える。

主菜6
豚肉のチーズピカタ

\解凍/
電子レンジ
40～50秒
自然解凍
×

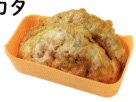

材料（6食分）

豚こま切れ肉……200g
塩、こしょう……各少々
Ⓐ 溶き卵……2個分
　 ピザ用チーズ……30g
　 青海苔……小さじ1
菜種油……小さじ1

作り方

1 豚こま切れ肉をざく切りにして塩、こしょうを振る。

2 ボウルにⒶを混ぜ合わせ、1を入れてもみ込む。

3 フライパンに菜種油を中火で熱し、2を1/6量ずつ小判形にして並べ入れる。2～3分焼いたら裏返し、さらに焼き色がつくまで1～2分焼き、冷まして半分に切る。

豚肉

> 主菜7

ポークソテーの カラフル野菜ソース
▶P.102

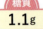
糖質 1.1g

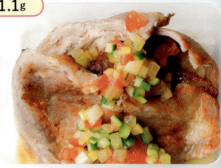

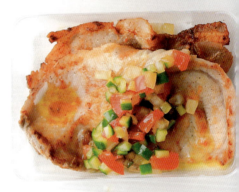

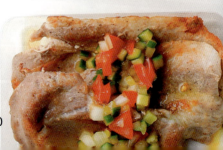

主菜8

チンジャオロースー
青椒肉絲
▶P.103

糖質 1.6g

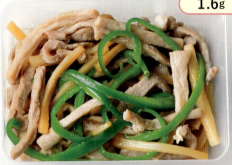

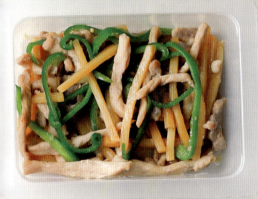

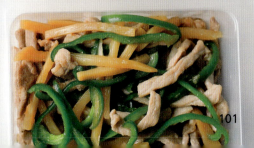

豚肉

主菜7

ポークソテーの
カラフル野菜ソース

解凍/
電子レンジ
約1分
自然解凍
×

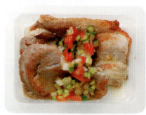

材料（6食分）

豚肩ロース肉（しょうが焼き用）…… 12枚
ミニトマト…… 3個
玉ねぎ…… 1/8個
きゅうり…… 1/2本
Ⓐ｜レモン汁…… 大さじ1/2
　｜しょうゆ…… 小さじ2
　｜オリーブ油…… 大さじ2
オリーブ油…… 小さじ1

作り方

1 豚肉は筋切りをして塩、こしょう各少々（分量外）を振る。

2 ミニトマト、玉ねぎ、きゅうりは粗みじんに切り、Ⓐと一緒にボウルに入れて混ぜる。

3 フライパンにオリーブ油を中火で熱し、1の豚肉を焼く。両面に焼き色がついたらバットに取り出し、冷ましてから容器に2枚ずつ入れて2をかける。

主菜8
青椒肉絲
（チンジャオロースー）

解凍
電子レンジ 約1分
自然解凍 ×

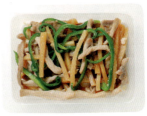

材料（6食分）

豚もも肉（薄切り）……300g
ピーマン……3個
たけのこ（水煮）……100g
Ⓐ｜焼酎……大さじ1
　｜おろしにんにく……小さじ1/4
　｜しょうゆ……小さじ2
菜種油……大さじ1
Ⓑ｜しょうゆ、焼酎……各大さじ1
　｜オイスターソース……大さじ1/2

作り方

1. 豚肉は横3等分に切ってから縦細切りにし、Ⓐをもみ込む。ピーマンとたけのこは縦細切りにする。

2. フライパンに菜種油を中火で熱し、豚肉、たけのこ、ピーマンの順に炒める。豚肉に7割ほど火が通ったら強火にし、混ぜ合わせたⒷを一気に加えて汁けを飛ばすように1分ほど炒める。

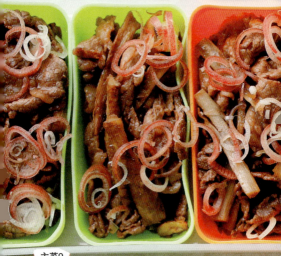

主菜9

牛肉とごぼうのバルサミコ
しょうゆ煮
▶P.106

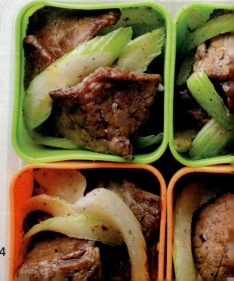

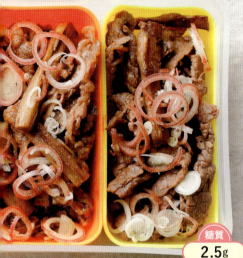

2.5g

牛肉

必須アミノ酸を含むたんぱく質のほか、脂肪をため込まない体質へと導くビタミンB_2も豊富。部位によって旨みの強さが変わるので料理に適したものを選んで。

主菜10

牛肉とセロリの塩炒め
▶P.107

0.5g

牛肉

主菜9

牛肉とごぼうの
バルサミコしょうゆ煮

\解凍/
電子レンジ
約1分30秒
自然解凍
×

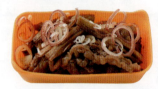

材料（6食分）

牛こま切れ肉……200g
ごぼう……1/2本（80〜90g）
みょうが……2個
菜種油……大さじ1
Ⓐ｜しょうゆ……大さじ1と1/2
　｜バルサミコ酢、水……各大さじ1

作り方

1 ごぼうは麺棒などで叩き、4cm長さに切る。みょうがは小口切りにして水にさらし、ざるにあげてペーパータオルで水けをふく。

2 フライパンに菜種油を中火で熱し、ごぼうを炒める。ごぼうが透き通ってきたら牛肉を加え、ほぐしながら炒める。牛肉に7割ほど火が通ったら、混ぜ合わせたⒶを一度に加え、強火にして汁けを飛ばすように1分ほど炒める。

3 粗熱を取って容器に取り分け、みょうがを散らす。

主菜10

牛肉とセロリの塩炒め

\解凍/
電子レンジ
約1分30秒
自然解凍
×

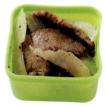

材料（6食分）

牛カルビ肉（焼肉用）……300g
セロリ……1本
焼酎……大さじ1
塩……小さじ1/2
粗びき黒こしょう……少々
菜種油……大さじ1

作り方

1. 牛肉は食べやすい大きさに切り、焼酎を振る。セロリは筋を取り、斜め薄切りにする。
2. フライパンに菜種油を中火で熱し、牛肉とセロリを入れて火を強め、炒め合わせる。
3. 牛肉の色が変わったら、塩、粗びき黒こしょうを振ってひと炒めし、バットに取り出してそのまま冷ます。

`牛肉`

主菜11

ガリバタ
サイコロステーキ
▶P.110

糖質 1.0g

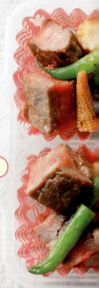

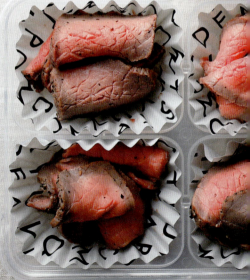

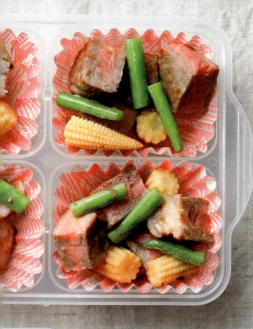

主菜12

電子レンジローストビーフ
▶P.111

糖質 1.6g

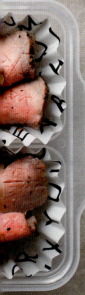
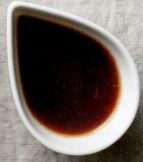

牛肉

主菜11

ガリバタ サイコロステーキ

解凍
電子レンジ 約1分
自然解凍 ×

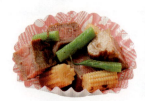

材料（6食分）

牛もも肉（ステーキ用）……1枚（300g）
ヤングコーン（水煮）……4本
いんげん……4本　　にんにく……1/2かけ
塩……小さじ1/4　　しょうゆ……大さじ1
こしょう……少々　　バター……10g
菜種油……小さじ1

作り方

1. 牛肉は室温に30分ほどおいて塩、こしょうを振り、5分ほどおいてペーパータオルで水けをふく。

2. フライパンに菜種油、にんにくを入れて中火にかける。にんにくの香りが出たら取り出し、牛肉とヤングコーン、いんげんを焼く。ヤングコーンといんげんは、火が通ったら先に取り出し、牛肉は両面に焼き色がついたら火を少し弱め、さらに両面を2分ずつ焼いて取り出す。

3. 牛肉をアルミ箔で包んで10分ほどおき、粗熱が取れたら一口大に切る（肉汁は取っておく）。ヤングコーンとヘタを落としたいんげんは、3等分の長さに切る。

4. 2のフライパンに3の肉汁を戻し入れ、しょうゆとバターを加えてひと煮立ちさせる。火から下ろして3を入れ、さっと和える。

> 主菜12

電子レンジ
ローストビーフ

解凍/
電子レンジ
40〜50秒
自然解凍
×

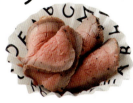

材料（6食分）

牛もも肉（ブロック）……300g
塩……小さじ1
粗びき黒こしょう……小さじ1/2
🅐 しょうゆ、みりん……各小さじ1

作り方

1️⃣ 牛肉に塩と粗びき黒こしょうをまんべんなくすり込み、ラップでぴっちりと包む。

2️⃣ 1️⃣を耐熱皿にのせて電子レンジで3分加熱し、上下を返してさらに2分加熱する。出てきた肉汁は取っておく。

3️⃣ 2️⃣をアルミ箔で包み、そのまま30分ほどおいて冷まし、好みの厚さに切り分ける（1食分2〜3枚）。

4️⃣ 2️⃣の耐熱皿に残った肉汁に🅐を入れ、ラップをかけずに電子レンジで30秒加熱してソースを作る。

※ソースは別添えにする。

ひき肉

野菜やハーブ、薬味を混ぜ込んでかさ増ししたり、味ヘンしたり。ダイエット中でも重宝するひき肉。ただし、小麦粉や片栗粉など高糖質なつなぎは避けるべし。

主菜13

ベトナム風肉団子
▶P.114

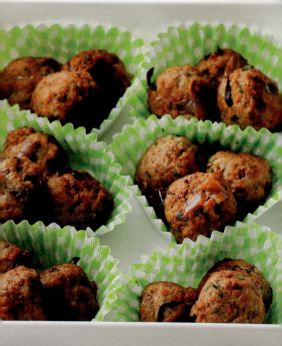

糖質 1.8g

主菜14

チキンナゲット
▶P.115

糖質 0.9g

※マスタードの糖質量は
1食分（大さじ1）2.1g

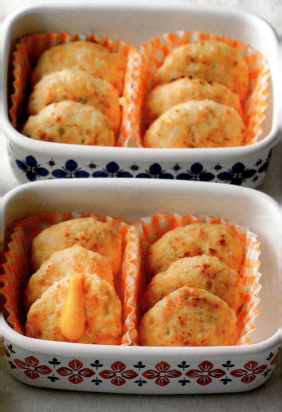

ひき肉

主菜13
ベトナム風肉団子

解凍
電子レンジ
約1分30秒
自然解凍
×

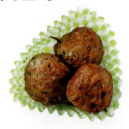

材料（6食分）

合いびき肉……300g
きくらげ（乾燥）……大さじ1/2（1.5g）
万能ねぎ……2～3本
香菜……1株
赤玉ねぎ……1/4個
グリーンカレーペースト、
　ココナッツパウダー、焼酎……各大さじ2
菜種油……小さじ1

作り方

1 きくらげはぬるま湯でもどして石突きを取り、せん切りにする。万能ねぎは小口切り、香菜はみじん切りにする。赤玉ねぎは横半分に切ってから縦薄切りにする。

2 ボウルに1と油以外の材料を入れて粘りが出るまでよく混ぜ合わせ、18等分にして丸く成形する。

3 フライパンに菜種油をひいて2を並べ、中火で焼く。全体に焼き色がついてきたら、転がしながら5分ほど焼く。

> 主菜14

チキンナゲット

解凍
電子レンジ
約1分30秒
自然解凍
×

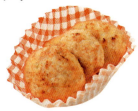

材料（6食分）

鶏ひき肉（もも肉）……250g
木綿豆腐……50g
Ⓐ
　玉ねぎ（みじん切り）……1/4個分
　卵……1個
　おからパウダー……大さじ1
　塩……小さじ1/4
　マヨネーズ……大さじ1
菜種油……大さじ1/2
マスタード……適量（別添えで）

作り方

❶ボウルに豆腐を入れてざっとつぶし、ひき肉とⒶを加えて手でよく混ぜ合わせる。18等分にして小判形に成形する。

❷フライパンに菜種油を弱めの中火で熱し、❶を並べて焼く。焼き色がついたら裏返し、さらに両面1〜2分ずつ焼く。

※食べるときにマスタードをかける。

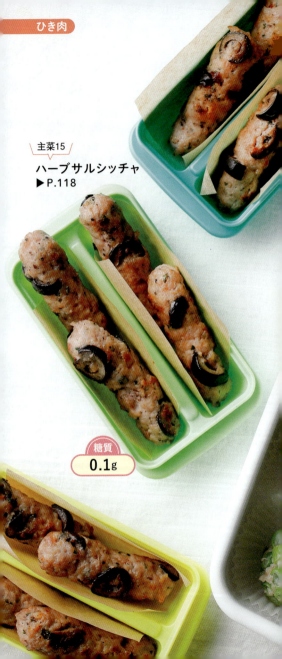

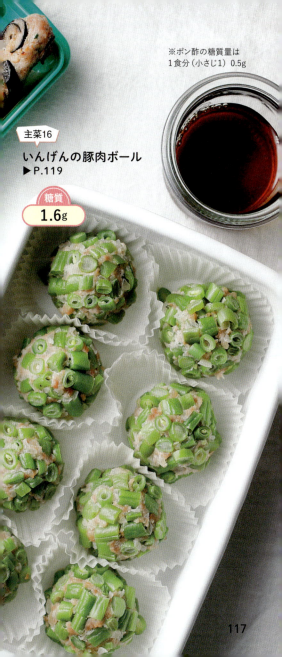

※ポン酢の糖質量は
1食分（小さじ1）0.5g

主菜16

いんげんの豚肉ボール
▶P.119

糖質
1.6g

> ひき肉

> 主菜15

ハーブサルシッチャ

\解凍/
電子レンジ
40〜50秒
自然解凍
×

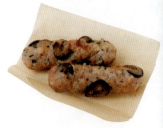

材料（6食分）

豚ひき肉……200g
ブラックオリーブ（種なし）……4〜5個
パセリ（みじん切り）……大さじ1
塩……小さじ1/2
焼酎……大さじ2
粗びき黒こしょう……小さじ1/2
オリーブ油……適量

作り方

1 ブラックオリーブは小口切りにする。

2 ボウルにひき肉、塩、焼酎を入れ、粘りが出るまでよく混ぜ、1のオリーブ、パセリ、こしょうを加えてざっと混ぜる。

3 2を12等分にしてそれぞれラップで包み、5cm長さの棒状に成形して冷蔵庫で15分ほど休ませる。

4 フライパンにオリーブ油を弱めの中火で熱し、3のラップを外して焼く。焼き色がついてきたら、フライパンを時々揺すりながら1〜2分ほど焼く。

主菜16

いんげんの豚肉ボール

解凍
電子レンジ
約1分
自然解凍
×

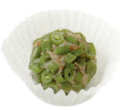

材料（6食分）

豚ひき肉……150g
玉ねぎ……1/3個
いんげん……20本
Ⓐ｜塩、オイスターソース……各小さじ1/2
　｜焼酎、ごま油……各小さじ1
ポン酢しょうゆ……適量（1食分小さじ1程度）

作り方

1 玉ねぎはみじん切り、いんげんはヘタを落として5mm厚さの小口切りにする。

2 ボウルにひき肉、玉ねぎ、Ⓐを入れて粘りが出るまでよく混ぜる。12等分にして丸め、1のいんげんを衣をつけるようにまんべんなく貼りつける。

3 耐熱皿にクッキングシートを敷いて2を並べ、フライパンに入れる。皿の周りに水を1～2カップ（分量外）ほど張り、ふたをして強火で10分蒸す。

※食べるときにポン酢をかける。

主菜17

鮭バーグ
▶P.122

糖質 1.9g

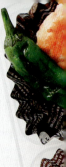

鮭

お弁当の定番、鮭も高たんぱくで低糖質。さらに、アンチエイジングにうれしい美容成分もいっぱいでいいことづくし。冷凍にも向いているので積極的に使おう。

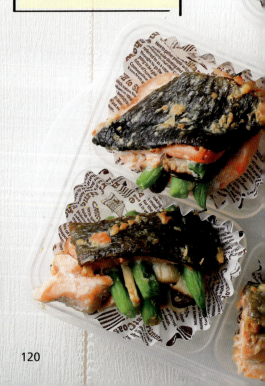

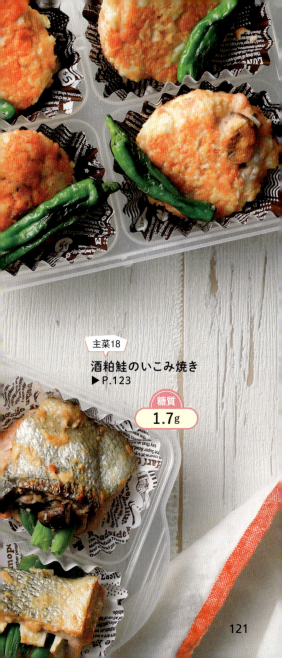

主菜18

酒粕鮭のいこみ焼き
▶P.123

糖質
1.7g

鮭

主菜17
鮭バーグ

\解凍/
電子レンジ
約1分30秒
自然解凍
×

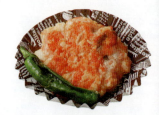

材料（6食分）

生鮭……大1切れ（約140g）
長いも……50g
Ⓐ
　溶き卵……1/2個分
　塩……小さじ1
　こしょう……少々
しし唐辛子……6個
ごま油……大さじ1
塩……少々

作り方

1 鮭は骨と皮を取り除き、長いもは皮をむき、ポリ袋に入れて麺棒などで叩いてつぶす。

2 ボウルに1とⒶを入れてスプーンでよく混ぜ合わせる。

3 フライパンにごま油を弱めの中火で熱し、2を6等分にしてスプーンで落とし、フライ返しで押さえて丸く整えながら両面を1〜2分ずつ焼いて取り出す。

4 3のフライパンにしし唐を入れてさっと焼き、塩を振り、3に添える。

主菜18

酒粕鮭のいこみ焼き

\解凍/
電子レンジ
約1分30秒
自然解凍
×

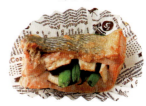

材料（6食分）

生鮭……3切れ（約300g）
エリンギ……1本
いんげん……6本
酒粕……10g
焼酎……大さじ1
みそ……大さじ2

作り方

1 いんげんはヘタを落として3cm長さに切り、エリンギは半分の長さに切ってから縦6等分に切る。

2 耐熱ボウルに酒粕と焼酎を入れ、ラップをかけずに電子レンジで20秒加熱し、やわらかいうちにみそを加えてよく混ぜる。

3 鮭は1切れを横半分に切り、それぞれ切り口から厚みの半分に切り込みを入れ、内側に 2 を塗って、いんげんとエリンギを1/6量ずつ詰める。

4 3 をオーブントースターで15〜20分ほど焼く。途中、こげそうになったらアルミ箔をかぶせて焼く。

鮭

主菜19
ゆで鮭とまいたけの
コチュジャン和え
▶P.126

糖質 0.7g

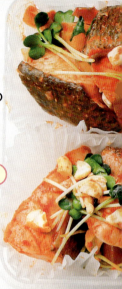
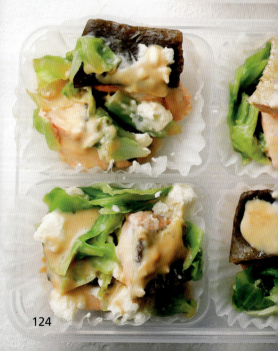

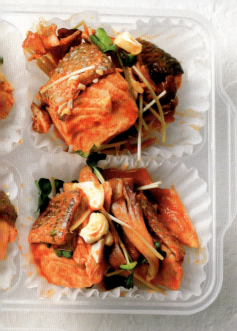

主菜20

鮭とキャベツの
クリームチーズ蒸し
▶P.127

糖質
2.2g

鮭

主菜19

ゆで鮭とまいたけの
コチュジャン和え

〈解凍〉
電子レンジ
約1分30秒
自然解凍
×

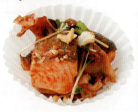

材料（6食分）

生鮭……3切れ（約300g）
まいたけ……1パック（100g）
かいわれ菜……1/2パック
カシューナッツ（ロースト）……10粒
Ⓐ しょうゆ……大さじ1と1/2
　 コチュジャン……大さじ1
　 酢、ごま油……各大さじ1/2

作り方

1️⃣ 鮭は1切れを4等分に切る。まいたけは食べやすい大きさにほぐす。かいわれ菜は根を落とし、半分の長さに切る。カシューナッツはポリ袋に入れて粗く叩く。

2️⃣ 鍋に湯を沸かし、鮭を入れて2分ゆでる。ゆであがり30秒前にまいたけを加え、鮭がゆであがったら一緒にざるに取って水けをきる。

3️⃣ ボウルにⒶを入れてよく混ぜ合わせ、2️⃣の鮭とまいたけ、1️⃣のかいわれ菜、カシューナッツを加えて和える。

> 主菜20

鮭とキャベツの
クリームチーズ蒸し

\解凍/
電子レンジ
約1分30秒
自然解凍
×

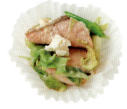

材料（6食分）

生鮭……3切れ（約 300g）
キャベツ……3～4枚
クリームチーズ……60g
Ⓐ 麺つゆ（3倍濃縮）……大さじ1と1/2
　 水……大さじ3

作り方

1 鮭は1切れを4等分に切る。キャベツは一口大に切る。

2 フライパンにキャベツを敷き、その上に鮭を並べる。混ぜ合わせたⒶを回しかけ、ふたをして中火で5分蒸す。

3 ふたを取ってクリームチーズを小さくちぎって加え、さっと混ぜ合わせる。

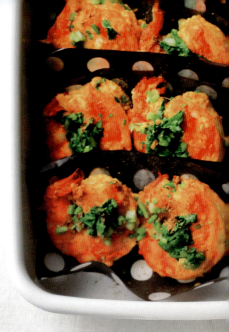

> ### えび
>
> 高たんぱくで低脂質、糖質も少なめで、ビタミンEが豊富な優秀食材。揚げ物や炒め物など幅広く使えるけれど、とろみづけの片栗粉やフライの衣には要注意。

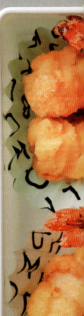

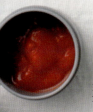

※トマトソースの糖質量は
1食分（大さじ1/2）0.6g

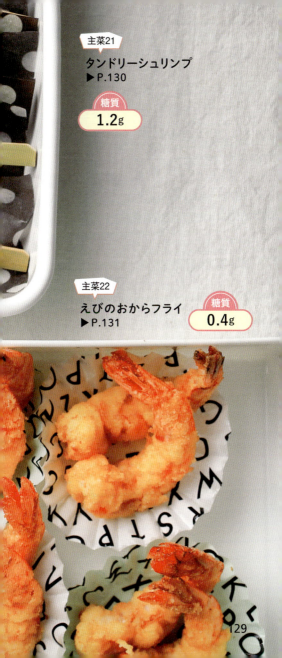

主菜21
タンドリーシュリンプ
▶P.130
糖質 1.2g

主菜22
えびのおからフライ
▶P.131
糖質 0.4g

> えび

主菜21
タンドリーシュリンプ

\解凍/
電子レンジ
40～50秒
自然解凍
×

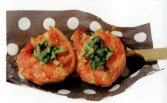

材料（6食分）

えび（殻つき）……12尾
Ⓐ すりおろしにんにく、すりおろししょうが
　……各小さじ1
　カレー粉、マヨネーズ……各大さじ1
　塩……小さじ2/3
　プレーンヨーグルト……大さじ3
香菜……適量
ガラムマサラ……小さじ1/2

作り方

1 えびは塩水で洗い、水けをふいて殻をむき、背に切り込みを入れて背ワタを取り除く。

2 ポリ袋にⒶと**1**を入れ軽くもみ、そのまま冷蔵庫に10分おく。

3 **2**を取り出して2尾ずつ串に刺し、天板に並べて予熱したオーブントースターで15分ほど焼く。途中、焦げそうになったらアルミ箔をかぶせる。

4 **3**にガラムマサラを振って刻んだ香菜をのせる。

主菜22

えびのおからフライ

\解凍/
電子レンジ
40〜50秒
自然解凍
×

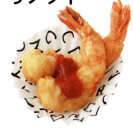

材料（6食分）

えび（殻つき）……12尾
粉チーズ……大さじ2
溶き卵……1個分
おからパウダー……大さじ3
揚げ油……適量
低糖質の手作りトマトソース（P.78参照）……適量

作り方

1 えびは塩水で洗って水けをふき、尾を残して殻をむく。背に切り込みを入れて背ワタを取り、腹側に斜めに浅く切り込みを入れる。

2 1のえびに粉チーズ、溶き卵、おからパウダーを順につけ、170℃に熱した揚げ油でカラッと揚げて油をきる。

※お弁当にトマトソースを添え、食べるときにかける。

えび

主菜23
殻つきえびのチリ炒め
▶P.134

糖質 1.6g

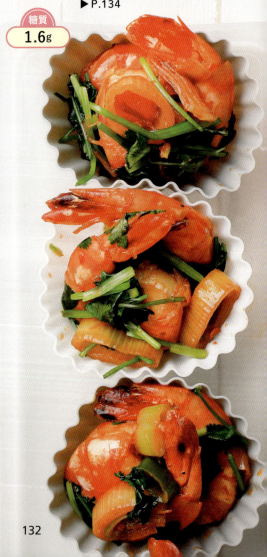

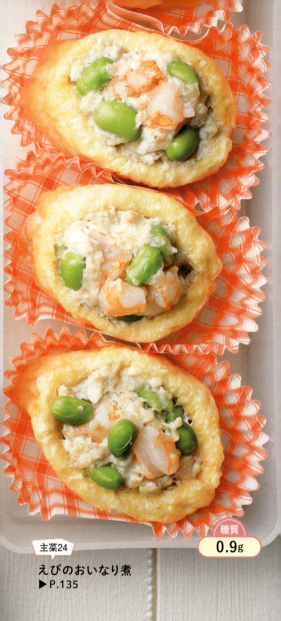

主菜24
えびのおいなり煮
▶P.135

糖質 0.9g

えび

主菜23

殻つきえびの
チリ炒め

\解凍/
電子レンジ
40〜50秒
自然解凍
×

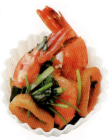

材料（6食分）

えび（殻つき）……12尾
しょうが……1かけ
長ねぎ……1/2本
香菜……1株
豆板醤……小さじ1
しょうゆ、焼酎……各大さじ2
ごま油……大さじ2

作り方

1. えびはキッチンバサミで足を切り、背に切り込みを入れて背ワタを取り、塩水で洗って水けをふく。しょうがはせん切り、長ねぎは8mm厚さの小口切り、香菜は3cm長さに切る。

2. フライパンにごま油を中火で熱し、えびを炒める。7割ほど火が通ったら一度取り出す。

3. 2のフライパンにしょうが、長ねぎ、豆板醤を入れて中火で炒め、香りが出たら2のえびを戻し入れる。しょうゆ、焼酎を加えて2〜3分炒め、香菜を加えてさっと炒め合わせる。

主菜24
えびのおいなり煮

\ 解凍 /
電子レンジ
約1分30秒
自然解凍
×

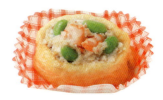

材料（6食分）

むきえび……100g
油揚げ……3枚
鶏ひき肉……100g
木綿豆腐……50g
枝豆（冷凍／さやから出す）……50g
Ⓐ こしょう……少々
　焼酎、おろししょうが……各小さじ1
　塩……小さじ1/2
Ⓑ 白だし……大さじ2
　水……1カップ

作り方

1 油揚げは上から菜箸で転がしてほぐし、半分の長さに切って中を開いて裏返す。さらに上から半分を折り返して袋状にする。えびは1cm幅に切る。豆腐はペーパータオルで水けをおさえる。

2 ボウルにえび、ひき肉、豆腐、枝豆、Ⓐを入れ、粘りが出るまでよく混ぜて6等分にする。

3 1の油揚げに2を詰める。

4 鍋に3を並べてⒷを入れ、落としぶたをして弱めの中火で10分ほど煮る。

卵

主菜にも副菜にもなる糖質オフの強い味方。冷凍するとボソボソになりやすいので、みりんや生クリームを加えるなど、冷凍に適した調理がマスト。

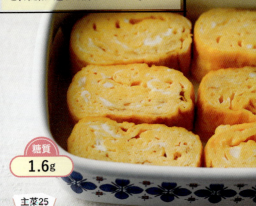

糖質 1.6g

主菜25

基本の卵焼き

解凍
電子レンジ 約30秒
自然解凍 ×

材料（6食分）

卵……3個
牛乳……大さじ1
はちみつ……大さじ1/2
塩……ひとつまみ
菜種油……大さじ1

作り方

1. ボウルに卵と牛乳、はちみつ、塩を入れ、菜箸で泡立てないように溶きほぐす。

2. 卵焼き器に菜種油を1/4量入れて中火で熱し、卵液を1/4量入れて全体に広げる。半熟状になったら、箸で奥から手前にくるくると巻いて奥に押し、手前の空いた部分に油を1/4量入れなじませる。

3. 再度、卵液を1/4量入れて、菜箸で卵焼きを持ち上げて下に流し入れ、奥から手前に巻く。これを全部で4回繰り返したら、ペーパータオルに取って包み、粗熱を取って切り分ける。

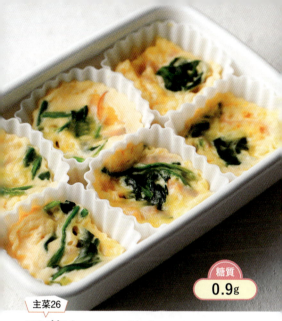

糖質 0.9g

主菜26

野菜たっぷりキッシュ

解凍
電子レンジ約30秒
自然解凍 ×

材料（6食分）

卵……2個
ほうれん草……2株
ハム……4枚
生クリーム……100mℓ
ピザ用チーズ……60g

作り方

1. ほうれん草はさっと洗ってラップでふんわり包み、耐熱皿にのせて電子レンジで1分30秒加熱する。冷水に取って水けをきり、3cm長さに切る。ハムは半分に切ってせん切りにする。

2. ボウルに卵と生クリームを入れ、菜箸で泡立てないように混ぜる。

3. 耐熱皿にシリコンカップを6個のせ、1とピザ用チーズ、2の卵液を順に分けて入れる。ラップをふんわりかけて電子レンジで2分加熱したら、皿の前後を入れ替えてさらに1分30秒加熱し、ラップをかけたまま冷ます。

卵

糖質 0.6g

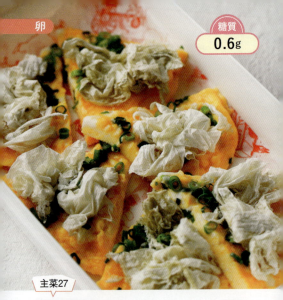

主菜27

和風オムレツ

解凍
電子レンジ 約30秒
自然解凍 ×

材料（6食分）

卵……3個
白だし……小さじ1
牛乳……大さじ1
万能ねぎ……2〜3本
おぼろ昆布……7g
菜種油……小さじ1

作り方

1 万能ねぎは小口切りにする。

2 ボウルに卵と白だし、牛乳を入れ、菜箸で泡立てないように混ぜる。

3 フライパンに菜種油を中火で熱し、2を一気に流し入れる。菜箸でゆっくり全体を混ぜ、半熟状になったら万能ねぎを散らしてふたをし、2〜3分蒸し焼きにする。

4 粗熱を取って切り分け、容器に入れておぼろ昆布を散らす。

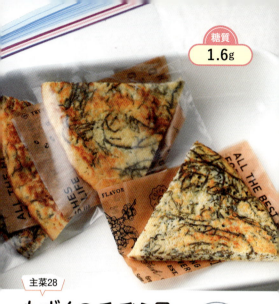

糖質 1.6g

主菜28

もずくのチヂミ風

\解凍/
電子レンジ
20〜30秒
自然解凍
×

材料（6食分）

卵……2個
おから（生）……50g
もずく……100g
薄口しょうゆ、みりん……各小さじ1
ごま油……大さじ1

作り方

1. ボウルに卵とおからを入れ、菜箸で泡立てないように混ぜる。もずく、薄口しょうゆ、みりんを加え、さらに泡立てないように混ぜる。
2. フライパンにごま油を中火で熱し、1を一気に流し入れて薄く広げる。焼き色がついてきたら裏返し、両面焼き色がつくまでよく焼く。
3. 冷ましてから6等分に切り分ける。

おいしく冷凍する調理のコツ❶

まとめて作って冷凍すれば3週間保存可能ですが
乾燥しやすかったり、味や食感が変わったり、
冷凍に向かない食材があったり……。
おいしく保存するためには、ちょっとしたコツが必要です。

大きさを揃える

主菜も副菜もお弁当箱に詰めやすく、食べやすいサイズに揃えると解凍ムラも防げる。分厚いと解凍に時間がかかるので厚みにも注意。

臭みのもとを取り除く

肉や魚は雑菌が発生しやすく、身に付着した水分は臭みの原因になるので、ペーパータオルでしっかりふき取ってから調理する。

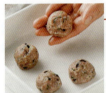

味は濃くしすぎない

味を濃くするとご飯をもりもり食べたくなるので要注意。冷凍している間に味がしみてちょうどいい味になるので少し薄めを心がけて。

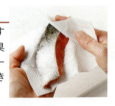

卵はひと工夫

水分が多くて解凍すると味や食感が変わる食材は、冷凍に適したおかずに調理。卵なら、だし巻きではなく甘い卵焼きや薄いオムレツに。

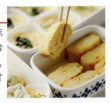

組み合わせ自由

食材別
副菜レシピ

副菜1

きゅうりのパセリサラダ

材料（6食分）

きゅうり……2本　　ミニトマト……3個
ソーセージ……2本　　押し麦……大さじ2

Ⓐ
- パセリ（みじん切り）、オリーブ油……各大さじ2
- 粉チーズ、酢……各大さじ1
- 塩……小さじ1/3
- こしょう……少々

解凍
電子レンジ 20〜30秒
自然解凍 ◯

作り方

1. きゅうりは皮を縞目にむき、1cm厚さの輪切りにする。ミニトマトは8等分に切る。ソーセージは小口切りにする。

2. 小鍋に湯を沸かして押し麦をゆでる。10分たったらソーセージを加え、1分ゆでてざるにあげ、水けをきる。

3. ボウルにⒶを混ぜ合わせ、きゅうりとトマト、2を加えて和える。

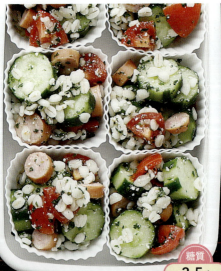

糖質 3.5g

副菜2

きゅうりとセロリの中華和え

材料（6食分）

きゅうり……1本
セロリ……1/2本
ザーサイ……30g
塩……小さじ1/4
豆板醤、ごま油……各小さじ1

作り方

1. きゅうりとセロリは3cm長さの棒状に切り、塩を振って5分ほどおき、水けを絞る。ザーサイはせん切りにする。
2. ボウルに豆板醤とごま油をよく混ぜ合わせ、1を加えて和える。

きゅうり

むくみを取るカリウムを含む。水分が多いので下処理で水けを除くこと。

糖質 0.5g

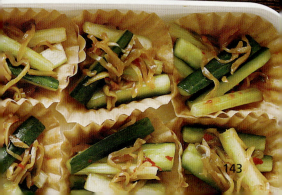

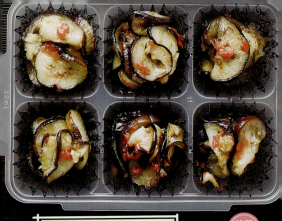

なす
紫色の皮に優れた抗酸化作用があるポリフェノール、ナスニンを含む。

糖質 0.8g

副菜3

焼きなすの梅肉和え

解凍
電子レンジ
20〜30秒
自然解凍
○

材料（6食分）

なす……2本
菜種油……大さじ2
Ⓐ 梅干し（種を取って叩く）……大1個分
　 水……大さじ1/2

作り方

1 なすはヘタを落として3mm厚さの輪切りにする。ボウルにⒶを混ぜ合わせておく。

2 フライパンに菜種油を中火で熱し、なすを入れてほんのり焼き色がつくくらいに両面を焼く。

3 1のボウルに2を加えて和える。

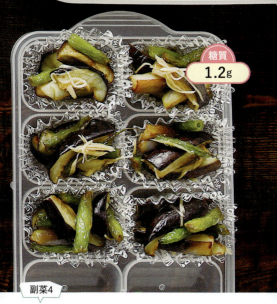

副菜4

なすといんげんの焼き浸し

糖質 1.2g

解凍
電子レンジ 20〜30秒
自然解凍 ○

材料（6食分）

なす……大1本
いんげん……10本
菜種油……大さじ2
Ⓐ ┌ 麺つゆ（3倍濃縮）、酢……各小さじ1
　│ しょうが（せん切り）……1かけ分
　└ ごま油……小さじ1/2

作り方

1. なすはヘタを落として4cm長さの棒状に切る。いんげんはヘタを落とし、長さを3等分に切る。
2. ボウルにⒶを混ぜ合わせておく。
3. フライパンに菜種油を中火で熱し、1を炒める。しんなりしたら2のボウルに入れてそのまま冷まし、軽く汁けをきって容器に入れる。

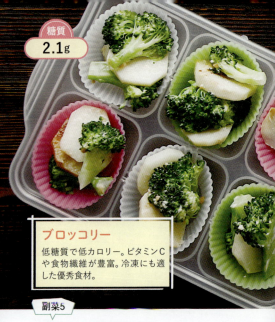

糖質 2.1g

ブロッコリー
低糖質で低カロリー。ビタミンCや食物繊維が豊富。冷凍にも適した優秀食材。

副菜5

ブロッコリーと里いものみそマヨ和え

材料（6食分）

ブロッコリー……1/2 株
里いも……2 個
Ⓐ みそ、マヨネーズ……各大さじ 1/2

解凍
電子レンジ 20〜30秒
自然解凍 ○

作り方

1. ブロッコリーは小房に分け、大きいものは半分に切る。里いもは皮をむき、5㎜厚さの輪切りにする。
2. フライパンに1と水1/4カップ（分量外）を入れ、ふたをして中火で3分ほど蒸しゆでにし、ざるにあげて水けをきる。
3. ボウルにⒶを混ぜ合わせ、2を加えて和える。

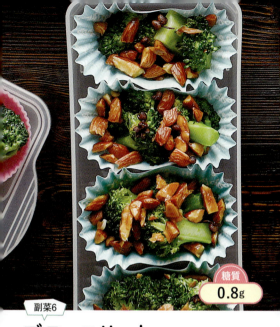

糖質 0.8g

副菜6

ブロッコリーと
アーモンドのマーラー炒め

材料（6食分）

ブロッコリー……1/2株
アーモンド（ロースト）……40g
ごま油……大さじ1　花椒(ホアジャオ)……小さじ1
塩……小さじ1/4　ラー油……適量

解凍
電子レンジ
20〜30秒
自然解凍
○

作り方

1. ブロッコリーは小房に分け、大きいものは半分に切る。アーモンドは粗く砕く。
2. フライパンにブロッコリーと水1/4カップ（分量外）を入れ、ふたをして中火で3分ほど蒸しゆでにし、ざるにあげて水けをきる。
3. 2のフライパンにごま油と花椒を入れて中火で熱し、香りが出たら2とアーモンドを加える。さっと炒めて塩を振り、ラー油を回しかけてひと炒めする。

副菜7

パプリカとズッキーニのマリネ

解凍 / 電子レンジ 20〜30秒 / 自然解凍 ○

材料（6食分）

赤パプリカ……1/2個　　ズッキーニ……1本

A
- オレガノ（ドライ）……小さじ1/4
- オリーブ油……大さじ2
- 酢……大さじ1/2
- しょうゆ……小さじ2

作り方

1 パプリカはヘタと種を取って細切りに、ズッキーニはヘタを切って4cm長さの棒状に切る。

2 **1**を耐熱ボウルに入れてラップをかけ、電子レンジで3分30秒加熱し、熱いうちに**A**を加えて和える。

3 しっかり冷ましてから汁けを軽くきって容器に入れる。

糖質 1.9g

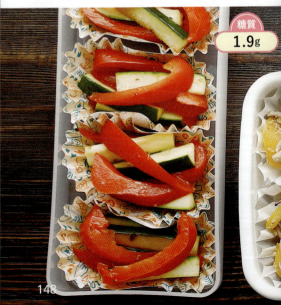

副菜8

パプリカの
ごま和え

解凍
電子レンジ 20〜30秒
自然解凍 ○

材料（6食分）

黄パプリカ……1個
しめじ……1/2パック（約50g）
Ⓐ 麺つゆ（3倍濃縮）……小さじ1
　白すりごま……大さじ1

作り方

1. パプリカはヘタと種を取って乱切り、しめじは石突きを切って小房に分ける。
2. 1を耐熱ボウルに入れてラップをかけ、電子レンジで3分30秒加熱し、熱いうちにⒶを加えて和える。

パプリカ

糖質はやや高めだが、ビタミンやβカロテンが豊富なので副菜で上手に摂取。

糖質 1.8g

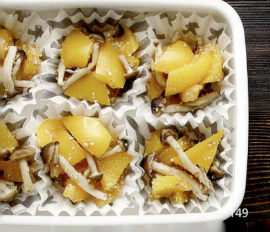

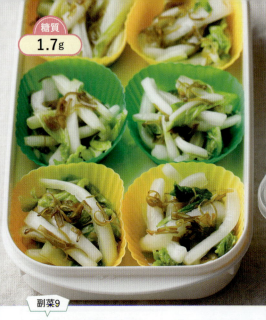

糖質 1.7g

副菜9

めかぶ入りラーパーツァイ
（白菜の甘酢）

解凍
電子レンジ
20〜30秒
自然解凍 ○

材料（6食分）

白菜……200g
めかぶ……1パック（約50g）
🅐 すし酢（市販）、ごま油、水……各大さじ1

作り方

1. 白菜の軸の部分は3cm長さの細切り、葉の部分はざく切りにして耐熱ボウルに入れ、ラップをかけて電子レンジで2分30秒加熱する。
2. 熱いうちに🅐を加えて混ぜ合わせ、そのまま冷ます。
3. 2にめかぶを加えて混ぜ合わせる。

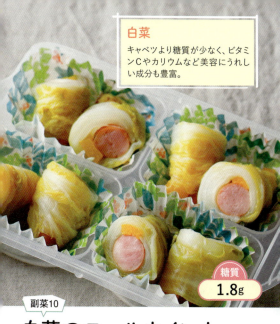

白菜
キャベツより糖質が少なく、ビタミンCやカリウムなど美容にうれしい成分も豊富。

糖質 **1.8g**

副菜10

白菜のロールウインナー

材料(6食分)
白菜……3枚
ウインナー……6本
Ⓐ
- 水……1カップ
- コンソメ(顆粒)……小さじ1
- ローリエ……1枚

解凍
電子レンジ
20〜30秒
自然解凍
○

作り方

1. 白菜は縦半分に切り、さっと洗ってラップでふんわり包み、電子レンジで6〜7分加熱し、冷水に取って水けをふく。

2. 1の白菜1枚にウインナー1本をのせてくるくると巻き、巻き終わりをつま楊枝でとめる。

3. 小鍋に2を並べてⒶを加え、落としぶたをして弱めの中火で15分煮てそのまま冷ます。

4. つま楊枝を外して半分に切り、汁けを軽くきって容器に2切れずつ入れる。

副菜11

大根のひき肉炒め

解凍/
電子レンジ 20〜30秒
自然解凍 ○

材料（6食分）

- 大根……150g
- 合いびき肉……20g
- 長ねぎ……5cm
- にんにく（つぶす）……1/2かけ
- 豆板醤……小さじ1/2
- 菜種油……大さじ1/2
- Ⓐ 焼酎……大さじ2 / しょうゆ、甜麺醤……各小さじ1

作り方

1. 大根は1.5cm角に切って耐熱皿に入れ、ラップをかけて電子レンジで1分加熱する。長ねぎはみじん切りにする。
2. フライパンに菜種油を中火で熱し、にんにくを炒める。香りが出たらひき肉を加え、パラパラになったら大根と豆板醤を加えて炒め合わせる。
3. Ⓐと1の長ねぎを加えて強火にし、汁けがなくなるまで炒める。

大根

低糖質で栄養バランスも◎。水分が多いので加熱するか水分を除く下処理を。

糖質 1.3g

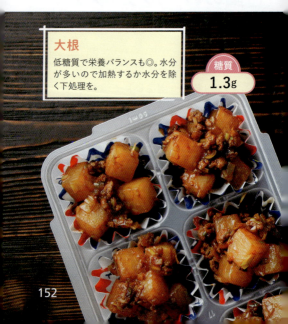

副菜12

大根とじゃこの
クミン炒め

材料（6食分）

大根……150g
大根の葉……20g
ちりめんじゃこ……15g
塩……ひとつまみ
クミンパウダー
　……小さじ1/3
菜種油……大さじ1/2

作り方

1. 大根は4cm長さのせん切りに、葉は細かく刻み、ボウルに入れて、塩小さじ1/3（分量外）を振ってしばらくおき、水けを絞る。

2. フライパンに菜種油を中火で熱し、じゃこを炒める。カリッとしたら1を加えて炒め合わせ、油が全体に回ったら、クミンパウダーと塩を振り、強火にして汁けを飛ばしながらさっと炒める。

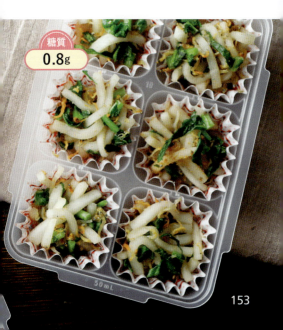

糖質 0.8g

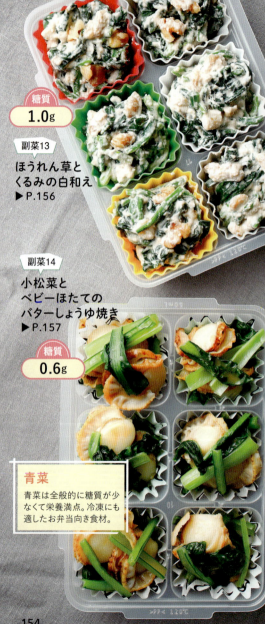

糖質 **1.0g**

副菜13

ほうれん草とくるみの白和え
▶ P.156

副菜14

小松菜とベビーほたてのバターしょうゆ焼き
▶ P.157

糖質 **0.6g**

青菜
青菜は全般的に糖質が少なくて栄養満点。冷凍にも適したお弁当向き食材。

きのこ

低糖質で食物繊維など、ダイエットをサポートする成分がいっぱい。

副菜15
きのこサラダ
▶P.158

糖質 3.6g

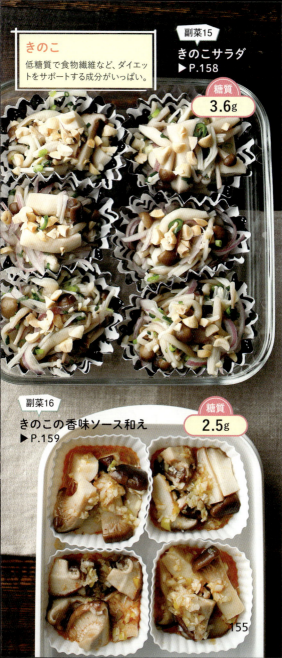

副菜16
きのこの香味ソース和え
▶P.159

糖質 2.5g

> 青菜

副菜13

ほうれん草とくるみの白和え

解凍
電子レンジ 20～30秒
自然解凍 ○

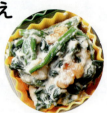

材料（6食分）

ほうれん草……1束（150g）
くるみ（ロースト）……30g
Ⓐ 絹豆腐（水きりする）……100g
　クリームチーズ……50g
　麺つゆ（3倍濃縮）……小さじ1

作り方

1 ほうれん草はさっと水で洗ってラップでふんわり包み、耐熱皿にのせて電子レンジで3分加熱し、水に取って水けを絞り、3cm長さに切る。くるみは粗く砕く。

2 ボウルにⒶを入れよく混ぜ合わせ、1を加えて和える。

副菜14

小松菜とベビーほたてのバターしょうゆ焼き

\解凍/
電子レンジ
20～30秒
自然解凍
○

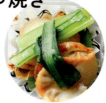

材料（6食分）

小松菜……1/2束（100g）
ベビーほたて……12個（約100g）
バター……10g
しょうゆ……小さじ1

作り方

1. 小松菜は根を切り落とし、3cm長さに切る。
2. フライパンに1と水大さじ3（分量外）を入れ、ふたをして中火で2分蒸す。
3. 2のふたを取ってバターとほたてを加えて炒め、しょうゆを回しかけてさっと炒める。

きのこ

副菜15

きのこサラダ

解凍
電子レンジ
20〜30秒
自然解凍
○

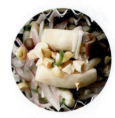

材料（6食分）

しめじ、えのき、エリンギ
　……各1パック（各約100g）
赤玉ねぎ……1/4個
万能ねぎ……5〜6本
ピーナッツ（ロースト）……20g
Ⓐ┃ナンプラー……大さじ1と1/2
　┃レモン汁……大さじ1
　┃はちみつ……小さじ1
　┃青唐辛子（小口切り）……1本分

作り方

1. きのこは石突きを落として食べやすい大きさに切る。フライパンに水1カップ（分量外）と一緒に入れてふたをし、中火で3分蒸しゆでにして、ざるにあげ水けをきる。
2. 赤玉ねぎは薄切り、万能ねぎは小口切りにする。ピーナッツは粗く砕く。
3. ボウルにⒶを混ぜ合わせ、1と2を加えて和える。

副菜16

きのこの香味ソース和え

解凍
電子レンジ
20〜30秒
自然解凍
○

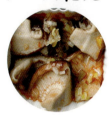

材料（6食分）

エリンギ……2パック（200g）
しいたけ……1パック（100g）
Ⓐ 長ねぎ（みじん切り）……1/2本分
　塩……小さじ1
　レモン汁……大さじ4
　ごま油……大さじ1
　ラー油……少々

作り方

❶ エリンギは半分の長さに切ってから縦6〜8等分、しいたけは石突きを落として4等分に切る。

❷ フライパンに❶と水1カップ（分量外）を入れてふたをし、中火で3分蒸しゆでにして、ざるにあげ水けをきる。

❸ ボウルにⒶを混ぜ合わせ、❷を加えて和える。

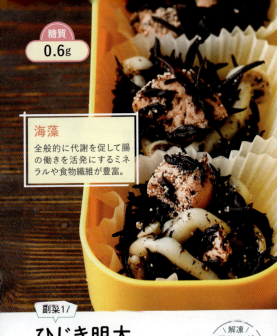

糖質 0.6g

海藻
全般的に代謝を促して腸の働きを活発にするミネラルや食物繊維が豊富。

副菜17

ひじき明太

解凍
電子レンジ 20～30秒
自然解凍 ○

材料（6食分）

ひじき（水煮）……120g
辛子明太子……1/2 腹（60g）
しめじ……1/2 パック（50g）
A ┃ 麺つゆ（3倍濃縮）……小さじ1
  ┃ ごま油……大さじ1/2

作り方

1. 明太子は耐熱皿にのせ、ラップをかけて電子レンジで1分加熱し、上下を返してさらに30秒加熱する。粗熱を取って薄皮をむき、粗くほぐす。

2. しめじは石突きを落として小房に分け、フライパンに水1カップ（分量外）と一緒に入れてふたをし、中火で3分蒸してざるにあげ、水けをきる。

3. ボウルに 1 と A を混ぜ合わせ、2 と水けをきったひじきを加えて和える。

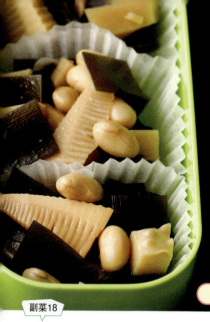

糖質 2.7g

副菜18

昆布とたけのこ、大豆の当座煮

解凍
電子レンジ 20〜30秒
自然解凍 ○

材料（6食分）

早煮昆布……15g
たけのこ（水煮）……50g
大豆（水煮）……50g
菜種油……小さじ1

Ⓐ しょうゆ、みりん……各大さじ1
水……1と1/2カップ

作り方

1. 昆布はさっと水でもどして1.5cm角に切る。たけのこは穂先を縦くし切りに、下の部分は1.5cm角に切る。

2. 鍋に菜種油を中火で熱し、1と大豆を炒める。油が回ったらⒶを加えて落としぶたをし、弱めの中火で20分ほど煮る。

3. 具材を取り出して6等分にし、煮汁を強火で1分ほど煮つめて均等にかける。

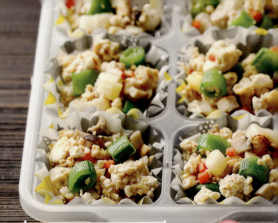

大豆加工品
大豆たんぱくが豊富な豆腐や厚揚げ。水分が多いので冷凍に適したメニューを。

糖質 1.6g

副菜19

炒り豆腐

解凍
電子レンジ 20〜30秒
自然解凍 ○

材料（6食分）

木綿豆腐……1/2丁(150g)
しいたけ……2個
にんじん……10g
長ねぎ……1/3本
スナップエンドウ……3本
溶き卵……1個分
薄口しょうゆ……大さじ1と1/2
菜種油……大さじ1

作り方

1 しいたけ、にんじんは5mm角に切り、長ねぎは5mm厚さの小口切り、スナップエンドウは筋を取り、5mm厚さの輪切りにする。

2 フライパンに菜種油を中火で熱し、1を炒める。油が回ったら豆腐を加え、崩しながら汁けを飛ばすように3〜4分炒める。

3 しょうゆを加えてさっと混ぜ、溶き卵を回し入れ、よく混ぜながら炒め合わせる。

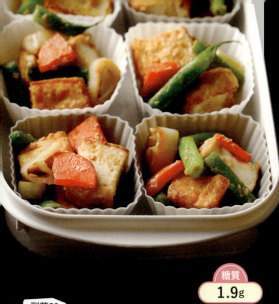

糖質 **1.9g**

副菜20
厚揚げ けんちん炒め

解凍
電子レンジ 20～30秒
自然解凍 ○

材料（6食分）

厚揚げ……1枚
いんげん……10本
にんじん……20g
長ねぎ……10cm

菜種油……大さじ1/2
Ⓐ｜みそ……大さじ1
　｜みりん……大さじ1/2
　｜焼酎……大さじ2

作り方

1. 厚揚げは2cm角に、いんげんはヘタを落とし3cm長さに切り、にんじんは薄いいちょう切りに、長ねぎは1cm厚さの輪切りにする。
2. フライパンに菜種油を弱めの中火で熱し、1を焼き色がつくようにゆっくり炒める。
3. にんじんがやわらかくなったらⒶを加えて強火にし、汁けを飛ばしながらさっと炒める。

ご飯のお供

ちょこっとつまめて箸休めにぴったり。ご飯に混ぜてものせてもおいしい。

※混ぜご飯にする際は、もち麦ご飯や雑穀ご飯100gにおかずを1食分混ぜる。

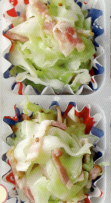

糖質 1.1g

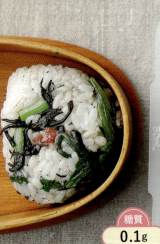

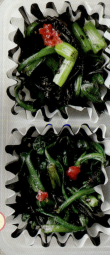

糖質 0.1g

副菜21

カリカリベーコンの キャベツ炒め

解凍
電子レンジ
20〜30秒
自然解凍
○

材料（6食分）

キャベツ……3枚
ベーコン……2枚（40g）
Ⓐ粒マスタード、しょうゆ……各小さじ1

作り方

1 キャベツは細切り、ベーコンはせん切りにする。
2 フライパンにベーコンを入れて弱火にかける。カリッとするまで炒めたらキャベツを加えてしんなりするまで炒め、Ⓐを加えてひと炒めする。

副菜22

ひじきと春菊の 梅炒め

解凍
電子レンジ
20〜30秒
自然解凍
○

材料（6食分）

ひじき（水煮）……60g
春菊……1/2束（75g）
梅干し……1個
塩……小さじ1/3
菜種油……大さじ1/2

作り方

1 ひじきはざるにあげて水けをきる。春菊は茎の部分は細かく切り、葉の部分はざく切りにする。梅干しは種を取って叩く。
2 フライパンに菜種油を中火で熱し、春菊をさっと炒めてひじきを加え、塩を振る。春菊がしんなりしたら梅干しを加えてひと炒めする。

> ご飯のお供

副菜23

小松菜と桜えびの煮浸し

材料（6食分）

小松菜……1束（200g）
厚揚げ……1/3枚
Ⓐ｜白だし……大さじ1
　｜水……大さじ3
　｜桜えび……大さじ3

解凍
電子レンジ
20〜30秒
自然解凍
〇

作り方

1. 小松菜は根を落として3cm長さに切る。厚揚げは1cm幅の短冊切りにする。
2. フライパンに1とⒶを入れてふたをし、中火で3分蒸してふたを取り、汁けが多い場合は火を強めて汁けを飛ばす。

糖質 0.4g

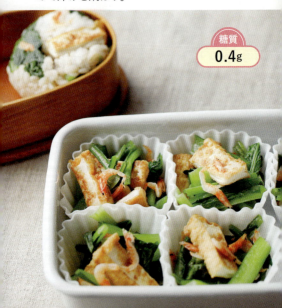

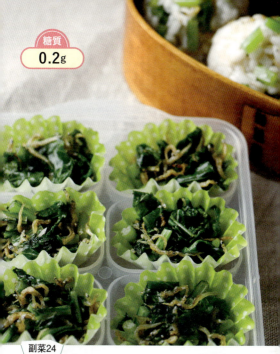

糖質 0.2g

副菜24

かぶの葉とカリカリじゃこ炒め

解凍
電子レンジ 20～30秒
自然解凍 ○

材料（6食分）

かぶの葉……3個分
ちりめんじゃこ……20g
ごま油……大さじ1
しょうゆ……少々

作り方

1. かぶの葉は細かく刻む。
2. フライパンにごま油を中火で熱し、じゃこをカリッとするまで炒める。1を加えて火を強め、葉がしんなりするまで炒め、しょうゆを回しかけてさっと炒める。

おいしく冷凍する調理のコツ❷

お弁当でよく登場するのが
煮物、和え物、炒め物、揚げ物の4品。
おかず別に調理の仕方を少し工夫すると
よりおいしく冷凍できます。

煮物

煮汁が半量くらいになったら水分を飛ばしながら煮て、煮汁につけたまま冷ますと味がしっかり入って冷凍してもおいしい。

和え物

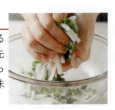

生の野菜を冷凍&解凍すると水分が流れ出るため、先に軽く塩もみして水分を絞っておくのがベスト。これで味や食感がキープ可能。

炒め物

水分の多い食材を弱火でゆっくり炒めると水っぽくなるので、強火で一気に炒めるのがおすすめ。水分が出にくく食感よく仕上がる。

揚げ物

油は酸化しやすく、冷凍焼けや臭みの原因になるので、油で揚げたあとは揚げバットなどに取り、冷ましながらしっかりと油をきる。

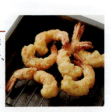

主食代わりになる

サラダ
レシピ

がんばりたいときに ボリュームサラダを 味方につける！

少しがんばりたいときは主食を外し、
代わりにサラダをたっぷり添えて、
糖質オフのレベルをアップ。
緑の野菜はどれも低糖質で、
不足しがちなビタミンCやβカロテン、
抗酸化力のある機能性成分も豊富。
体が喜ぶ栄養を手軽に摂取できます。
ゆで野菜はもちろん、
冷凍おかずにはない
フレッシュな葉物野菜の
みずみずしさや食感もアクセントに。
おいしいドレッシングをかければ
食べごたえもアップ。
お弁当に飽きたときにも
簡単に変化をつけられておすすめです。

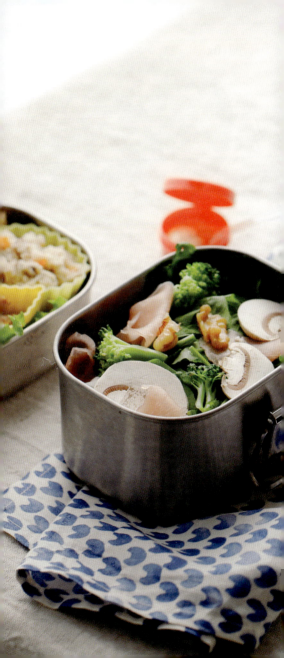

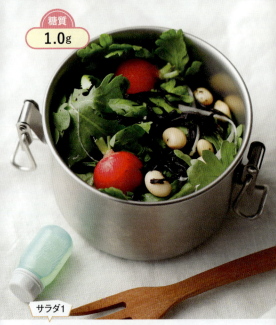

糖質 1.0g

サラダ1

春菊とひじき、大豆のサラダ

材料（1食分）

春菊……3株
ひじき（水煮）……大さじ2（15g）
大豆（水煮）……大さじ1（15g）
長ねぎ……5cm
ラディッシュ……2個

作り方

1. 春菊の茎の部分は2cm長さに切り、葉はざく切りにする。長ねぎは縦半分に切ってから斜め薄切りにする。

2. ボウルに1と水けをきったひじきと大豆を混ぜ合わせて弁当箱に詰め、葉を落としたラディッシュをのせる。

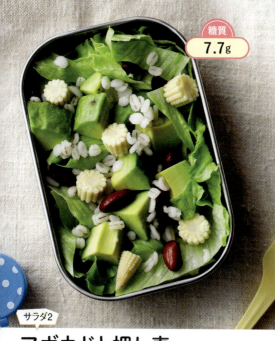

糖質 7.7g

サラダ2

アボカドと押し麦、豆のサラダ

材料（1食分）

アボカド……1/2個
レタス……2枚
ヤングコーン（水煮）……1本
キドニービーンズ（水煮）……大さじ1（10g）
押し麦（ゆでたもの）……大さじ1（15g）
レモン汁……少々

作り方

1. アボカドは1.5cm角に切り、レモン汁を絡める。レタスは2cm幅に切り、ヤングコーンは1cm厚さの小口切りにする。
2. ボウルに1を混ぜ合わせ、弁当箱に詰めてキドニービーンズと押し麦を散らす。

糖質 1.5g

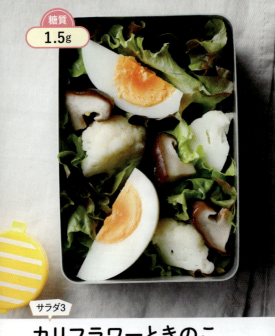

サラダ3

カリフラワーときのこ、ゆで卵のサラダ

材料（1食分）

冷凍カリフラワー（P.179参照）……4房
冷凍しいたけ（P.180参照）……1個分
ゆで卵……1/2個
サニーレタス……2枚

作り方

1 冷凍しいたけは耐熱皿にのせ、ラップをしないで電子レンジで1分加熱する。サニーレタスは食べやすい大きさにちぎり、ゆで卵はくし切りにする。

2 弁当箱にサニーレタスを詰め、冷凍カリフラワー、1のしいたけ、ゆで卵をのせる。

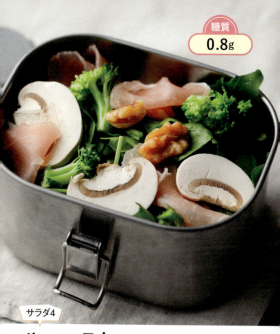

糖質 0.8g

サラダ4

ルッコラと
マッシュルームのサラダ

材料（1食分）

ルッコラ……4株
マッシュルーム……1個
冷凍ブロッコリー（P.178参照）……3房
生ハム……2〜3枚
くるみ（ロースト）……10g

作り方

1 ルッコラは根を落としてざく切りにする。マッシュルームは薄切りにする。

2 弁当箱に1を詰め、冷凍ブロッコリー、生ハムをのせ、手で粗く砕いたくるみを散らす。

野菜がたっぷり食べられる！
満足度アップのドレッシング

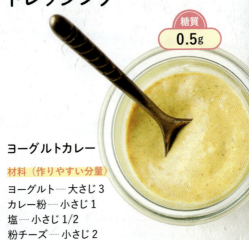

糖質 0.5g

ヨーグルトカレー

材料（作りやすい分量）

ヨーグルト……大さじ3
カレー粉……小さじ1
塩……小さじ1/2
粉チーズ……小さじ2

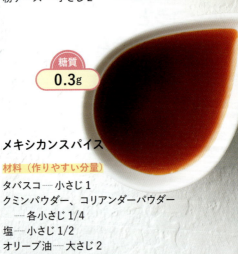

糖質 0.3g

メキシカンスパイス

材料（作りやすい分量）

タバスコ……小さじ1
クミンパウダー、コリアンダーパウダー
　……各小さじ1/4
塩……小さじ1/2
オリーブ油……大さじ2
酢……大さじ1/2
トマトペースト……小さじ1

作り方(共通)

空き瓶などにすべての材料を入れてふたをしっかり振る。

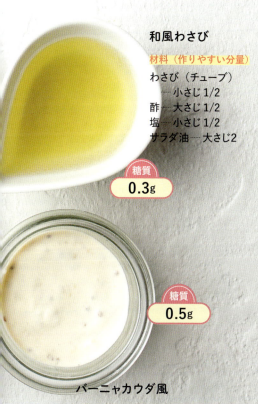

和風わさび

材料(作りやすい分量)

わさび(チューブ) — 小さじ1/2
酢 — 大さじ1/2
塩 — 小さじ1/2
サラダ油 — 大さじ2

糖質 0.3g

バーニャカウダ風

材料(作りやすい分量)

生クリーム、マヨネーズ — 各大さじ2
アンチョビフィレ(刻む) — 小1枚分
おろしにんにく — 小さじ1/4
粒マスタード — 小さじ1

糖質 0.5g

あると便利な冷凍野菜

冷凍方法

蒸しゆでにした野菜をしっかり冷まし、まず金属製のトレイに平らにのせてアルミ箔をかぶせ、冷凍庫で急速冷凍。凍ったらバラバラにして密閉袋に移して保存する。

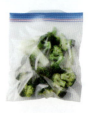

作り方（共通）

フライパンに野菜を入れ、水1/2〜1カップを注いでふたをし、中火で3分蒸しゆでにする。ざるにあげて、水けをきりながら冷ます。

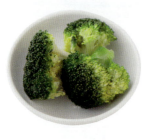

ブロッコリー

1株を小房に分けて蒸しゆでに。

使い方 すき間に詰めたり、刻んでご飯に混ぜたり、サラダやスープの具に。

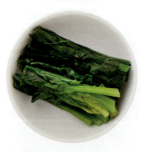

小松菜

1束を蒸しゆでにして水けを絞り、食べやすい大きさに切る。

使い方 主菜に添えたり、和え物やサラダ、スープの具に。

出番の多い野菜を使いやすい状態にして冷凍しておくととっても便利。お弁当の見栄えも栄養価もアップしてやせるお弁当ライフが大充実。

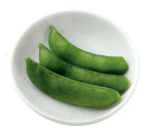

スナップエンドウ

1パック（約100g）を筋を取って蒸しゆでに。

使い方 刻んでご飯に混ぜたり、スープの具や和え物に。

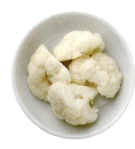

カリフラワー

1株を小房に分けて蒸しゆでに。

使い方 すき間に詰めたり、刻んでご飯に混ぜたり、サラダやスープの具に。

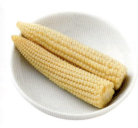

ヤングコーン

10本をそのまま蒸しゆでに。

使い方 和え物や炒め物、刻んでサラダやスープの具に。

生のまま冷凍が便利な野菜

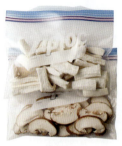
きのこ

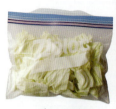
キャベツ

生のまま凍らせることで細胞膜が破れ、解凍すると塩もみしたようなしんなりとした状態に。火が通りやすいキャベツやきのこは、凍ったままスープジャーに入れてだしを注ぐだけでおいしく食べられます。冷凍の仕方も簡単で、小さめに切って密閉袋に入れるだけ。1時間ほど凍らせたら一度ほぐし、バラバラにしておくと使いやすいです。

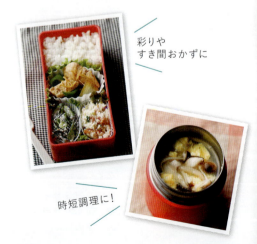

彩りやすき間おかずに

時短調理に！

具だくさんで食べごたえあり

お手軽スープレシピ

3ステップで完成!

1. ジャーを温める
2. 具を入れる
3. 湯を注ぐ

スープジャーに冷凍しておいたおかずや野菜、顆粒だしを入れて熱湯を注ぐだけ。持ち運ぶ間に凍った具材が溶けて、お昼には食べごろになるお手軽スープです。インスタント感覚で作れるから、ヘビロテ間違いなしです!

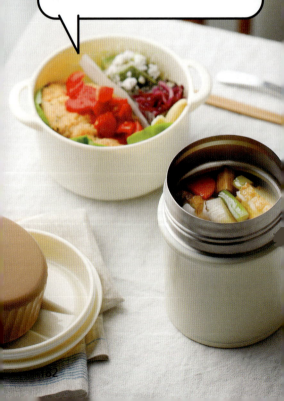

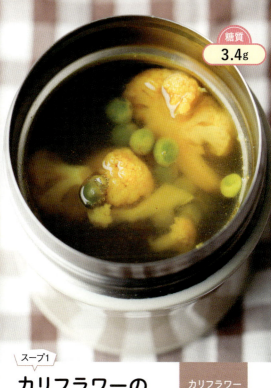

糖質 3.4g

スープ1

カリフラワーの
カレースープ

カリフラワーのサブジを使って!

材料（1食分）

カリフラワーのサブジ
　（P.37参照）……1食分
コンソメ（顆粒）……小さじ1

作り方

1. スープジャーに熱湯を入れてふたをし、1分おいて湯を捨てる。
2. スープジャーにすべての材料を入れる（カリフラワーのサブジは凍ったままでOK）。
3. 熱湯1カップ（分量外）を注いでふたをする。

糖質 3.6g

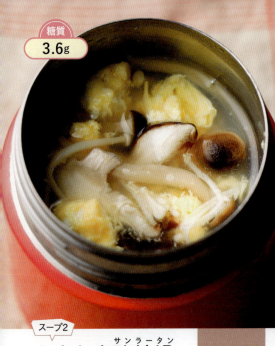

スープ2

かきたま酸辣湯(サンラータン)

冷凍きのこを使って!

材料（1食分）

溶き卵……1個分
冷凍きのこ（P.180参照）……20g
鶏がらスープの素（顆粒）……小さじ2
酢……小さじ1

作り方

1. スープジャーに熱湯を入れてふたをし、1分おいて湯を捨てる。
2. スープジャーに溶き卵と熱湯1カップ（分量外）を入れてふたをし、1分おく。
3. ふたを取り、残りの材料を入れて（冷凍きのこは凍ったままでOK）ふたをする。

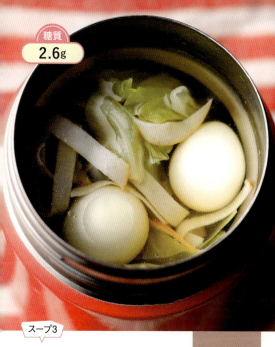

糖質 2.6g

スープ3

キャベツとハムとうずらの卵のスープ

冷凍キャベツを使って！

材料（1食分）

冷凍キャベツ（P.180参照）……30g
ロースハム……1枚
うずらの卵（水煮）……2個
コンソメ（顆粒）……小さじ1

作り方

1. スープジャーに熱湯を入れてふたをし、1分おいて湯を捨てる。
2. ハムは半分に切ってから細切りにする。
3. スープジャーにすべての材料を入れる（冷凍キャベツは凍ったままでOK）。
4. 熱湯1カップ（分量外）を注いでふたをする。

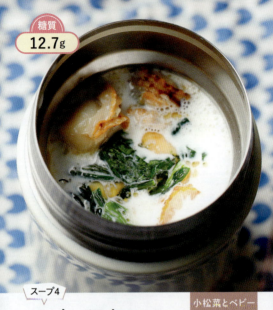

糖質 12.7g

スープ4

ベビーほたての ミルクスープ

小松菜とベビーほたてのバターしょうゆ焼きを使って!

材料（1食分）

小松菜とベビーほたての
　バターしょうゆ焼き（P.157参照）……1食分
鶏がらスープの素（顆粒）……大さじ1/2
ごま油……小さじ1
牛乳……1カップ

作り方

1. スープジャーに熱湯を入れてふたをし、1分おいて湯を捨てる。
2. スープジャーに牛乳以外の材料を入れる（小松菜とベビーほたてのバターしょうゆ焼きは凍ったままでOK）。
3. 小鍋に牛乳を温め、沸騰したら 2 に注いでふたをする。

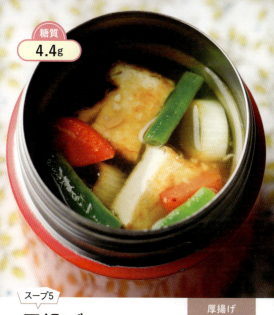

糖質 4.4g

スープ5
厚揚げけんちん汁

厚揚げけんちん炒めを使って！

材料（1食分）

厚揚げけんちん炒め
　（P.163参照）……1食分
和風だしの素（顆粒）……小さじ1
みそ……大さじ1/2

作り方

1. スープジャーに熱湯を入れてふたをし、1分おいて湯を捨てる。
2. スープジャーにすべての材料を入れる（厚揚げけんちん炒めは凍ったままでOK）。
3. 熱湯1カップ（分量外）を注いでふたをする。

糖質 11.3g

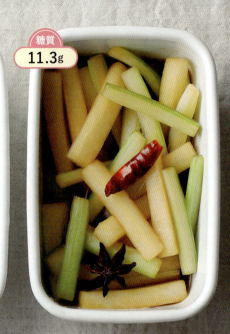

糖質 7.4g

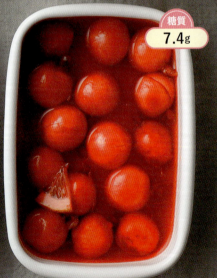

すき間おかず

※各糖質量は全量です。

台湾風味の野菜スティック

材料（作りやすい分量）

大根……100g　　　セロリ（茎）……1本分
- 黒酢……大さじ1
- しょうゆ、焼酎……各大さじ2
- Ⓐ はちみつ……小さじ2
- 赤唐辛子……1本
- 八角……1個

保存
冷蔵で
3〜4日

作り方

1. 大根は皮をむき、セロリは筋を取り、それぞれ4cm長さの棒状に切る。
2. Ⓐを耐熱容器に入れ、ラップをかけずに電子レンジで1分30秒加熱する。
3. 2が熱いうちに1と一緒に密閉袋に入れて粗熱を取り、冷蔵庫に30分以上おく。

ラディッシュの昆布茶レモン

保存
冷蔵で
3〜4日

材料（作りやすい分量）

ラディッシュ……15個　　　昆布茶……小さじ1
塩……小さじ1/5　　　　　　みりん……大さじ1
レモン……1/2個　　　　　　水……大さじ2

作り方

1. ラディッシュは葉を少し残して落とし、十字に切り込みを入れる。密閉袋に塩と一緒に入れてもみ込む。
2. レモンは薄切り2枚を6等分のいちょう切りにする。残りは果汁を搾る。
3. 1に2と、残りの材料を入れて冷蔵庫に1時間以上おく。

糖質 **7.7g**

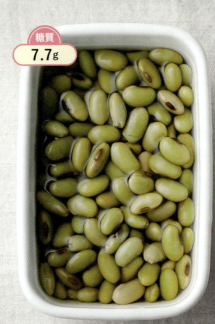

糖質 **6.9g**

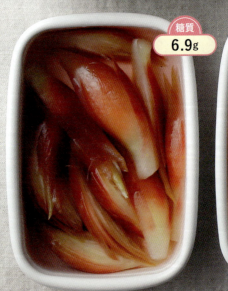

浸し豆

材料（作りやすい分量）

枝豆（冷凍）……1袋（400g）
白だし……大さじ1と1/2
水……1/4カップ

作り方

1. 枝豆は耐熱皿に入れてラップをかけ、電子レンジで4分30秒加熱する。
2. 保存容器に白だしと水を合わせておく。
3. 枝豆をさやから出し、2に入れて冷蔵庫に1時間以上おく。

みょうがの甘酢漬け

材料（作りやすい分量）

みょうが……6個
A｜すし酢（市販）……大さじ3
　｜水……1/4カップ

作り方

1. みょうがは縦半分に切る。
2. 小鍋に湯を沸かし、1を30秒ゆでてざるにあげ、水けをきる。
3. 保存容器にAを入れ、2が熱いうちに漬ける。粗熱が取れたら冷蔵庫に30分以上おく。

落合貴子（おちあいたかこ）

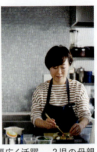

料理家・栄養士・フードコーディネーター。料理教室「キッチンスタジオ ぽんしいく」を主宰。栄養士の免許を取得後、自然食品メーカーで栄養カウンセリングなどの実務経験を経て、フードコーディネーターとして独立。テレビや雑誌、書籍などで「優しく・おいしく・楽しく」を心がけたレシピを提案するほか、栄養指導、フードスタイリングなど幅広く活躍。2児の母親であり、毎朝のお弁当作りが日課で、手軽にできる作りおきおかずの開発にも勤しむ。

STAFF
撮影	鈴木真貴
本文デザイン	釜内由紀江、五十嵐奈央子（GRiD）
校正	くすのき舎
編集協力	岩越千帆

※本書は弊社発行の『おいしい低糖質のお弁当　やせるロカ弁』を再編集し、改題したものです。

作りおきでラクラク　低糖質レシピ
やせるお弁当

2025年1月10日　第1刷発行

著　　者	落合貴子	
発　行　者	永岡純一	
発　行　所	株式会社永岡書店	
	〒176-8518	
	東京都練馬区豊玉上1-7-14	
	代表　　03-3992-5155	
	編集部 03-3992-7191	
DTP	編集室クルー	
印刷・製本	クループリンティング	

ISBN 978-4-522-44230-2 C2077

乱丁・落丁本はお取替えいたします。
本書の無断複写・複製・転載は禁じます。